인지프로그램 컬러링북

이경덕 지음

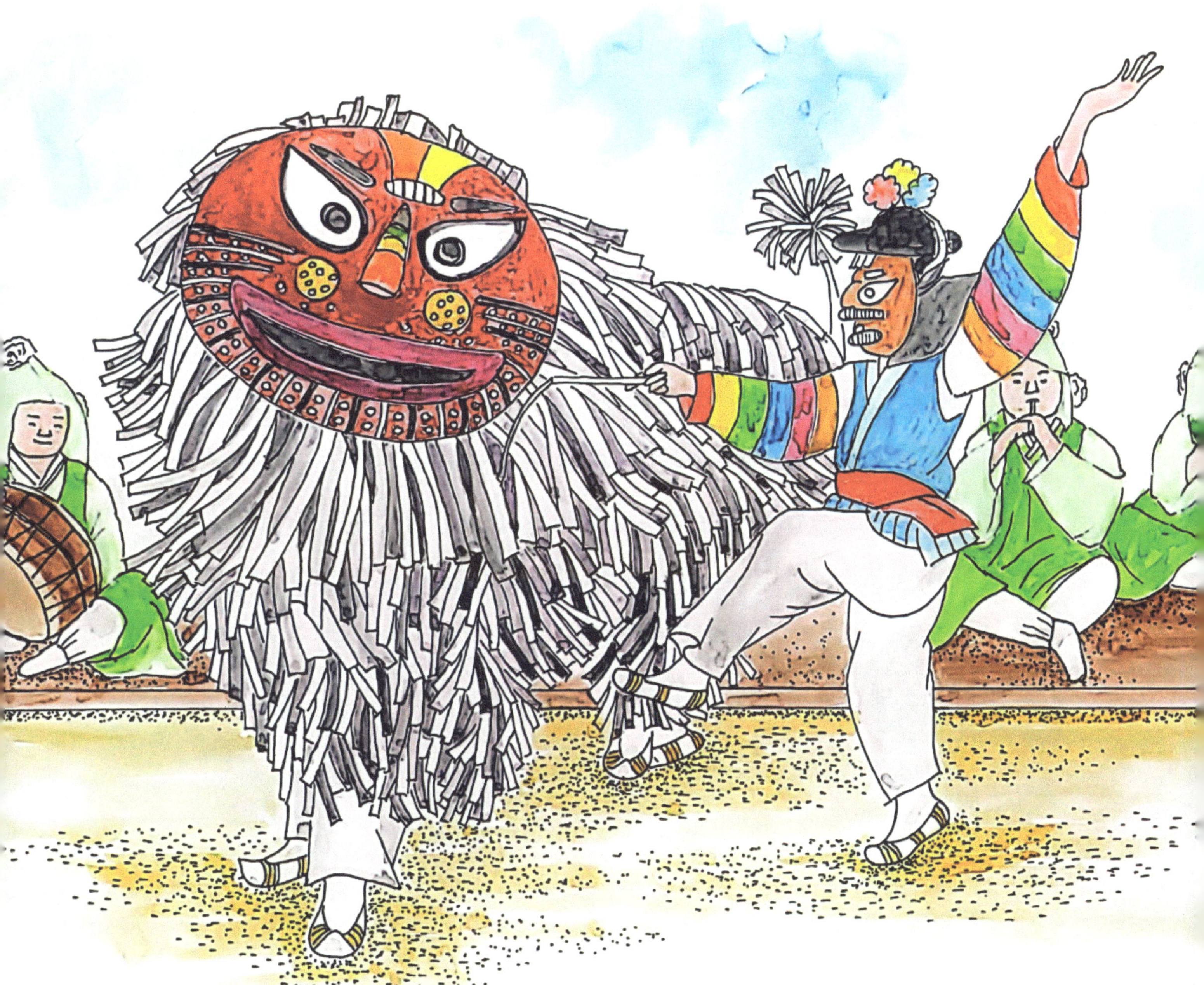

들어가기

이 책의 그림들은 한 시대를 이끌어온 우리 부모님 세대를 기리며 그려졌습니다. 각 페이지는 부모님들의 사진첩과 기억 속에 존재하는 그들의 소중한 순간들을 담아내고 있습니다. 이 그림들을 색칠하며, 여러분은 부모님들의 지난 시간들을 아름답게 되살리는 기회를 갖게 됩니다. 이 책은 단순한 컬러링북이 아닙니다. 여기에 담긴 그림들은 각자의 추억과 이야기를 통해 특별한 의미를 지니며, 치매 예방과 정신 건강에도 긍정적인 영향을 끼칩니다.

이 책을 통해, 나이가 들어가는 부모님들이 과거를 회상하며 그들의 젊은 시절을 기억해내는 소중한 시간을 가질 수 있습니다. 각 페이지를 채워가는 손가락과 손목의 미세한 움직임은 뇌의 활동을 자극하며, 다채로운 색상의 사용은 정신적인 활력과 행복감을 불러일으킵니다. 또한, 이 책은 부모님들과의 교감과 대화를 촉진하는 매개체가 되어, 가족 간의 유대를 강화하는 데에도 큰 역할을 합니다.

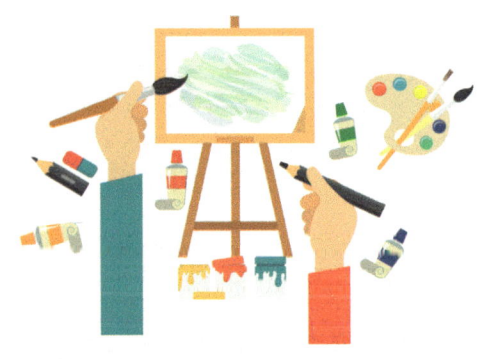

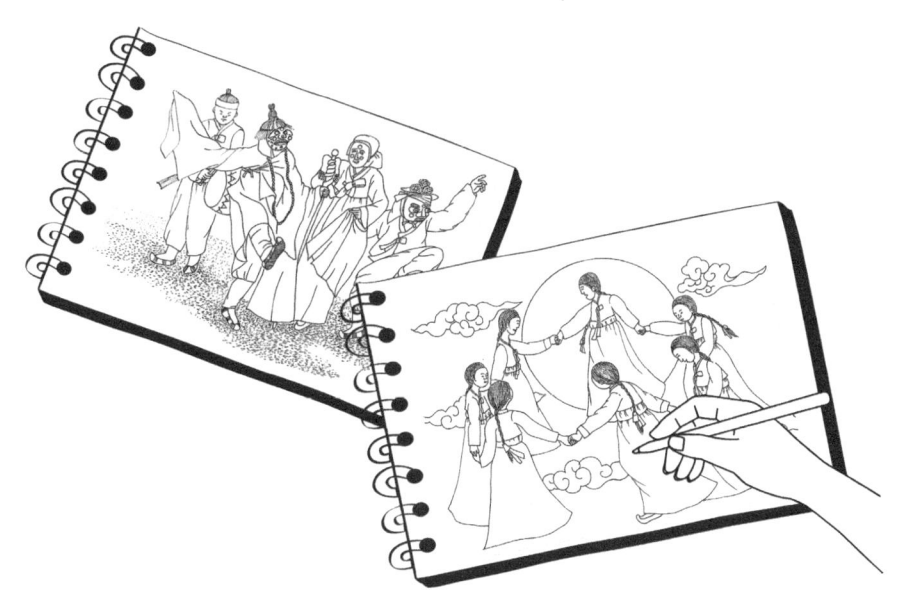

우리는 종종 바쁜 일상 속에서 가족들의 소중한 추억을 잊곤 합니다. 이 컬러링북은 바로 그런 순간들을 되새기고, 부모님들의 젊은 시절과 그들이 경험했던 삶의 모습을 기억하는 데 도움을 줍니다. 색칠하는 동안, 부모님들은 과거의 즐거운 시간들을 회상하며 그 시절의 감정과 경험을 다시금 느낄 수 있습니다. 이 과정은 단순히 색칠을 넘어서, 감정과 추억을 재현하는 치유의 여정이 됩니다.

이 책은 부모님들에게 그들의 삶을 기념하는 특별한 방법을 제공하며, 동시에 가족 구성원들에게는 부모님들의 삶을 이해하고 공감하는 기회를 제공합니다. 색칠하는 모든 순간은 부모님들의 삶을 기리는 작은 감사이며, 그들과 함께하는 시간은 더욱 의미있는 추억으로 남게 됩니다. 이 책의 페이지를 넘기며, 우리는 부모님들의 과거를 조명하고, 그들이 이루어낸 삶의 여정에 경의를 표하는 기회를 갖게 됩니다.

이경덕

이 책의 사용방법

이 책은 어르신들이 색칠공부를 통해 창의성을 발휘하고 즐거운 시간을 보낼 수 있도록 특별히 디자인되었습니다. 각 그림은 단순히 색칠을 넘어서 개인적인 창작의 공간으로 활용될 수 있도록 배경이 공란으로 남겨져 있습니다. 이는 어르신들이 자신만의 스토리를 그림에 담을 수 있는 자유를 제공합니다.

첫 번째로, 이 책은 잡지나 색종이, 심지어 일상에서 쉽게 찾을 수 있는 다양한 재료들을 이용하여 모자이크 아트를 만들 수 있는 기회를 제공합니다. 예를 들어, 가을 풍경을 그리는 페이지에서는 실제 낙엽을 붙여 자연스러운 질감을 추가할 수 있습니다. 또한, 종이접기나 찢어 붙이기와 같은 다양한 기법을 사용하여, 단순한 색칠을 넘어서는 예술 작품을 완성할 수 있습니다.

또한, 이 책은 각 그림을 색칠하며 추억이나 이야기를 함께 담을 수 있는 공간으로 구성되어 있습니다. 어르신들은 그림에 색을 입히면서 그들의 과거 이야기나 가족과의 추억을 그림과 함께 기록할 수 있습니다. 이는 색칠 과정을 더욱 의미 있고 개인적인 경험으로 만들어줍니다.

이 책은 또한 어르신들이 새로운 기술을 배우고 시도해 볼 수 있는 기회를 제공합니다. 예를 들어, 색연필, 수채화 물감, 마커 등 다양한 색칠 도구를 사용해 볼 수 있으며, 각각의 도구를 사용하는 방법에 대한 간단한 지침도 포함될 수 있습니다. 이러한 다양한 도구를 사용함으로써, 어르신들은 색감과 질감을 실험하며 자신만의 예술적 스타일을 개발할 수 있습니다.

마지막으로, 이 책은 가족 구성원들과의 상호작용을 촉진하는 도구로도 활용될 수 있습니다. 어르신들이 그림을 색칠하면서 가족들과 함께 추억을 공유하고, 서로의 이야기를 나누는 시간을 가질 수 있습니다. 어린 손주들과 함께 그림을 색칠하며 세대 간의 교류를 강화하고, 서로 다른 시각으로 그림을 해석하고 표현하는 방법을 탐색할 수 있습니다. 이 과정에서 어르신들은 가족과의 연결을 강화하고, 소통의 즐거움을 경험할 수 있습니다.

이 책은 또한 일상에서 흔히 접할 수 있는 소재들을 활용한 창의적인 아이디어를 제공합니다. 예를 들어, 주방에서 사용하는 식품 색소를 활용해 수채화 같은 효과를 내거나, 식물의 잎사귀나 꽃잎을 이용해 자연스러운 패턴을 만들 수 있습니다. 이러한 활동은 어르신들에게 새로운 영감을 주고, 일상의 소소한 것들에서 아름다움을 찾는 즐거움을 선사합니다.

이 책의 모든 팁은 어르신들이 예술적 표현을 통해 자신의 감정과 생각을 표현하고, 새로운 기술을 배우며, 가족과의 소중한 추억을 만들 수 있도록 돕기 위해 마련되었습니다. 어르신들이 색칠하는 과정에서 감성적이고 창의적인 여정을 경험하고, 삶의 즐거움을 발견할 수 있도록 이 책은 다양한 방법으로 지원합니다. 이 책을 통해 어르신들의 일상이 더욱 풍요롭고 즐거운 시간으로 채워지기를 바랍니다.

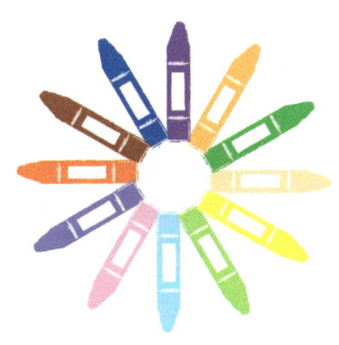

목차

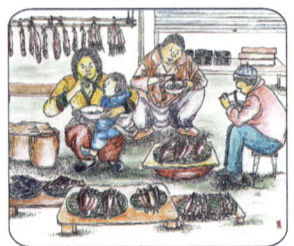
1. 시장의 삶
10

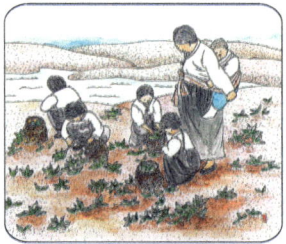
2. 나물 캐는 아이들
12

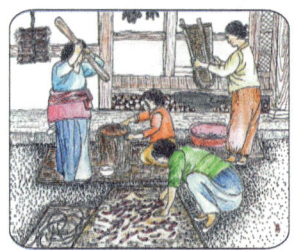
3. 겨울준비
14

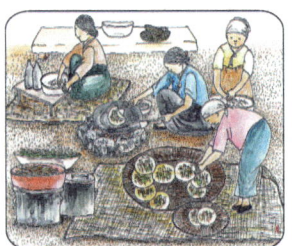
4. 잔치 음식 준비
16

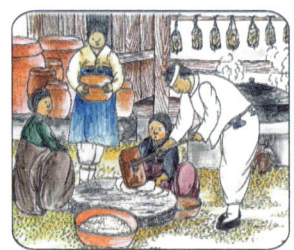
5. 떡 메치기
18

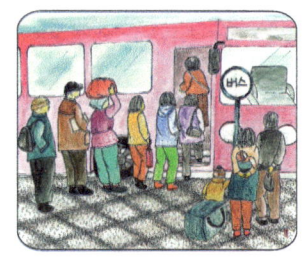
6. 귀가하는 사람들
20

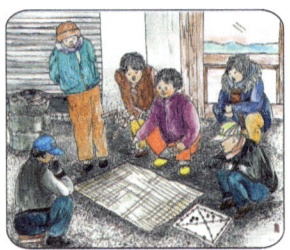
7. 윷놀이
22

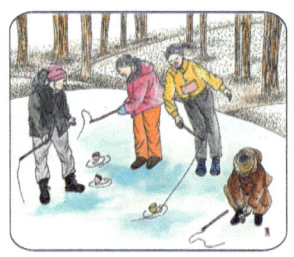
8. 겨울의 팽이놀이
24

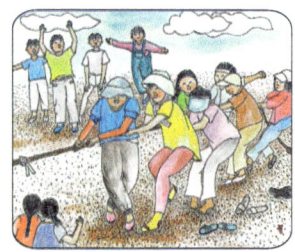
9. 줄다리기
26

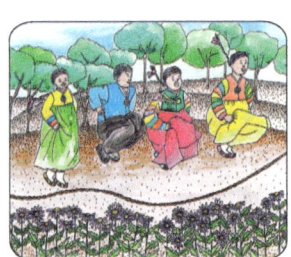
10. 줄넘기
28

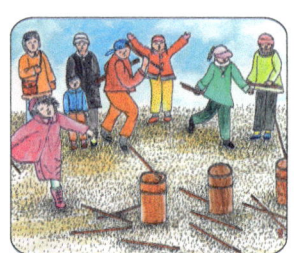
11. 투호 놀이
30

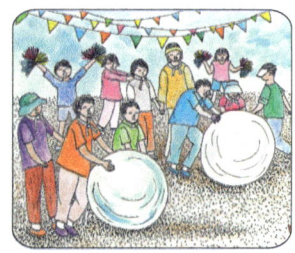
12. 학교 운동회
32

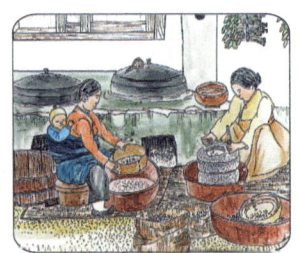
13. 부뚜막에서 두부 만들기
34

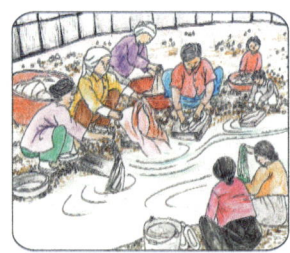
14. 냇가에서의 빨래
36

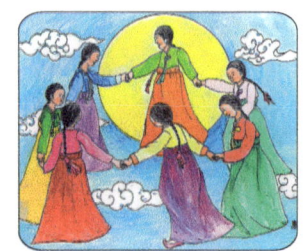
15. 추석 보름달 축제
38

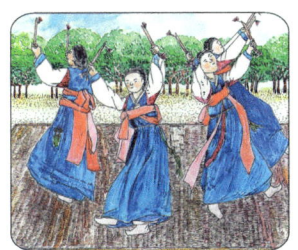
16. 진주 칼춤
40

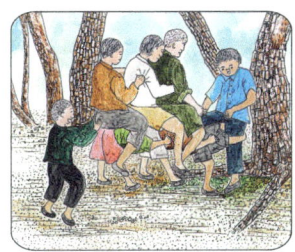
17. 말 타기 놀이
42

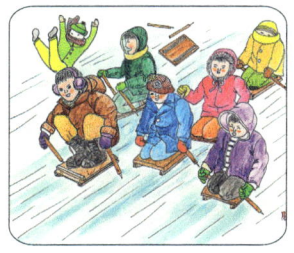
18. 겨울 썰매타기
44

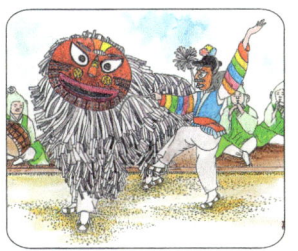
19. 은율탈춤
46

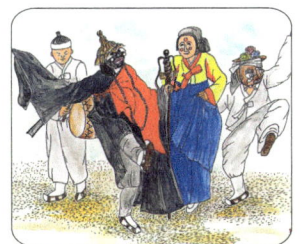
20. 황해도 탈춤
48

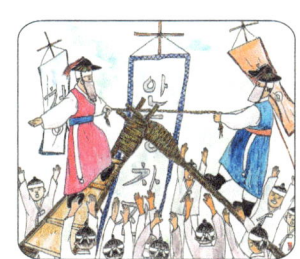
21. 안동 차전놀이
50

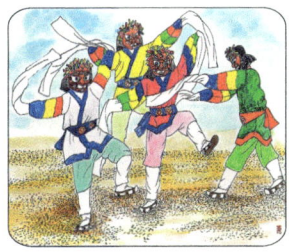
22. 탈춤
52

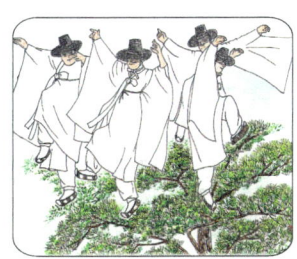
23. 동래 학춤
54

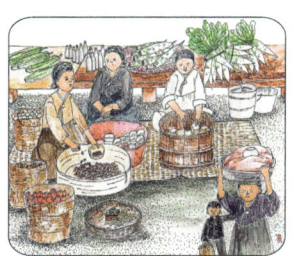
24. 시장의 풍경
56

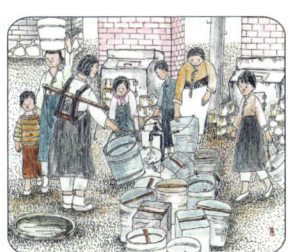
25. 물 긷는 소녀들
58

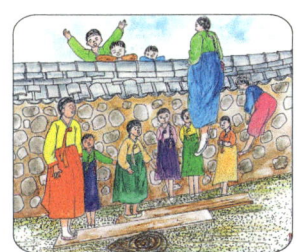
26. 널뛰기
60

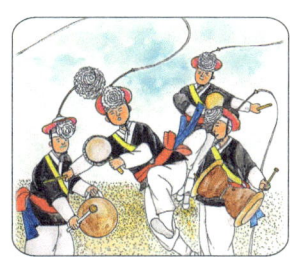
27. 사물놀이
62

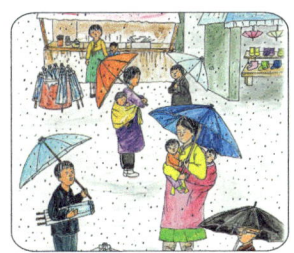
28. 꽃신과 나막신 이야기
64

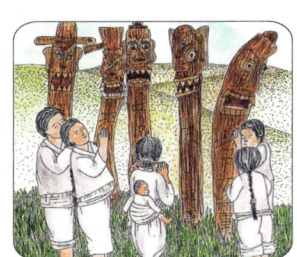
29. 마을의 수호신 장승
66

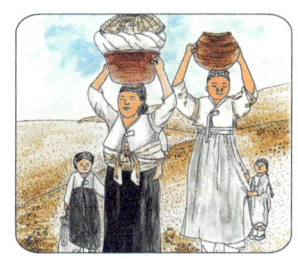
30. 어머니와 아이들
68

인지프로그램 컬러링북

01. 시장의 삶

삶의 고단함 속에서도 시장 사람들은 식사를 함께하며 어울립니다. 이들은 자식의 입과 논에 물이 들어가는 것을 세상에서 가장 기쁜 일로 여기는 부모님의 마음을 담아, 어려운 삶 속에서도 시장에서의 식사 시간을 통해 배고픔을 달래고 삶의 따뜻함을 느낍니다.

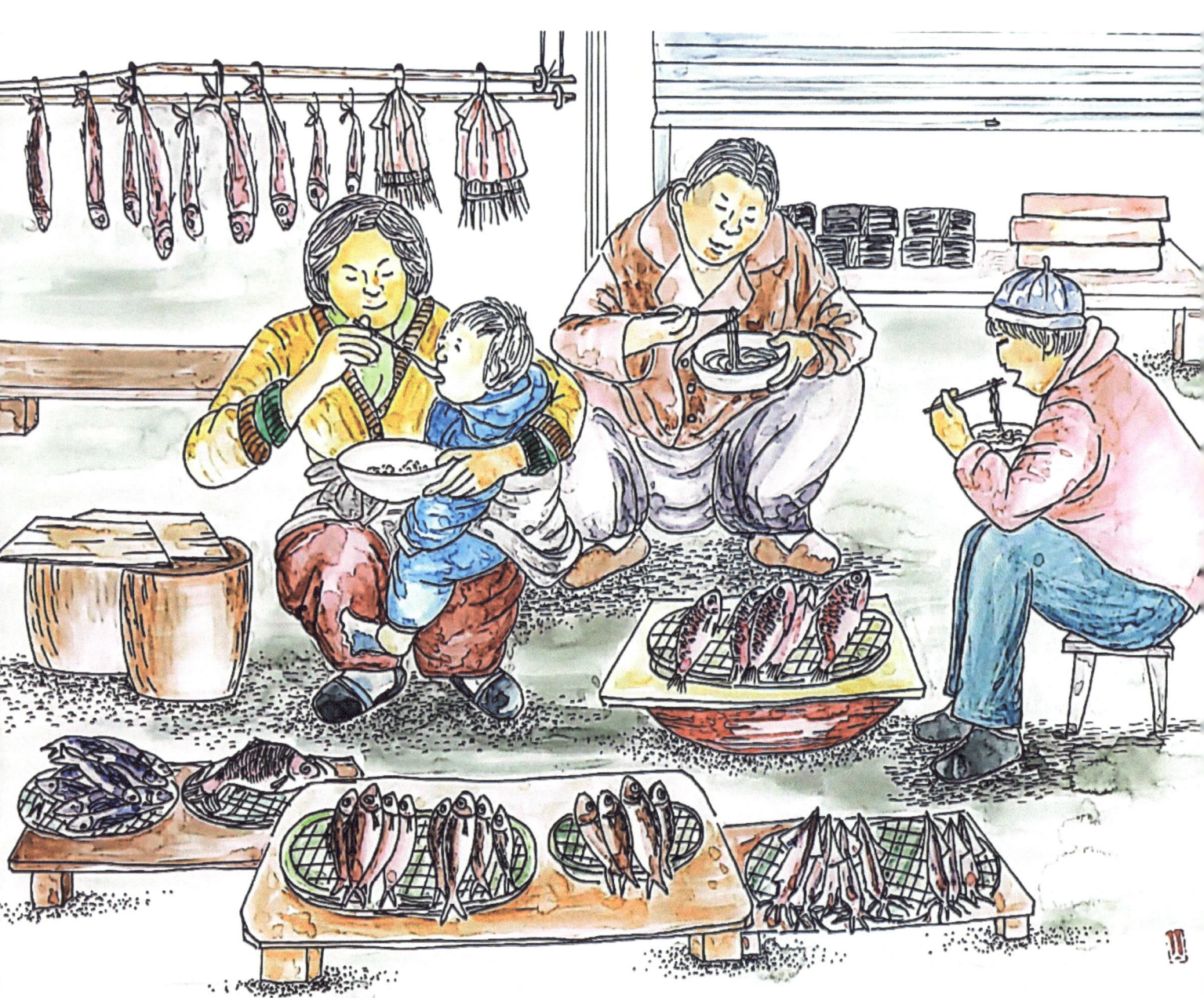

TIP! 그려진 생선 등은 잡지의 사진을 오려서 붙여 완성해도 됨

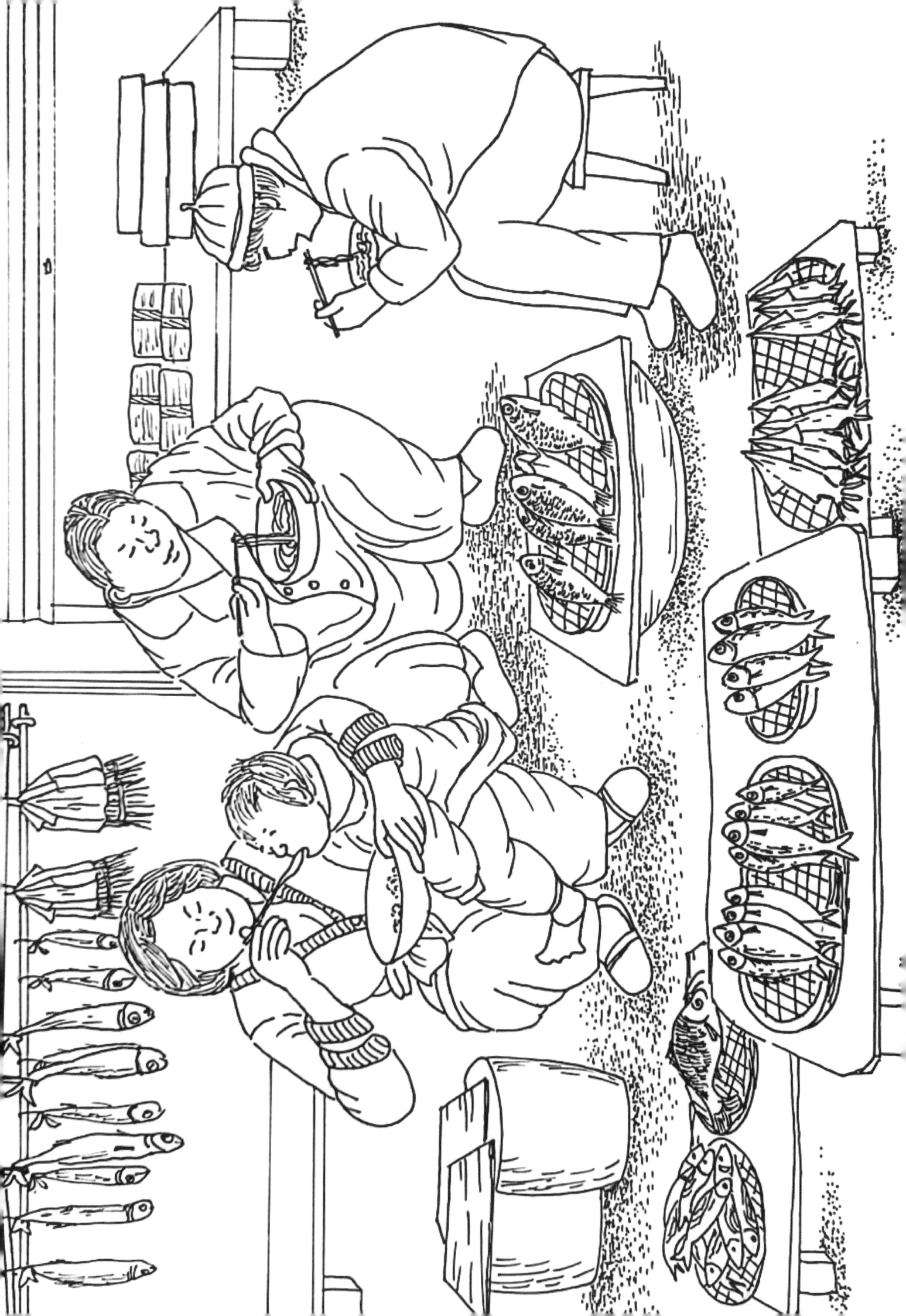

02. 나물 캐는 아이들

전쟁 전후의 어려운 시절, 먹을 것을 구하기 어려웠던 때를 회상하며 그려진 이 그림은, 초봄에 가족들과 함께 들에서 나물을 캐는 아이들의 모습이 담겨 있습니다. 이 그림은 나무껍질을 벗겨 끓여 먹으며 배고픔을 이겨내던 시절의 봄을 상징합니다. 아이들은 기대와 소소한 즐거움을 가득 안고 시간을 보냈습니다.

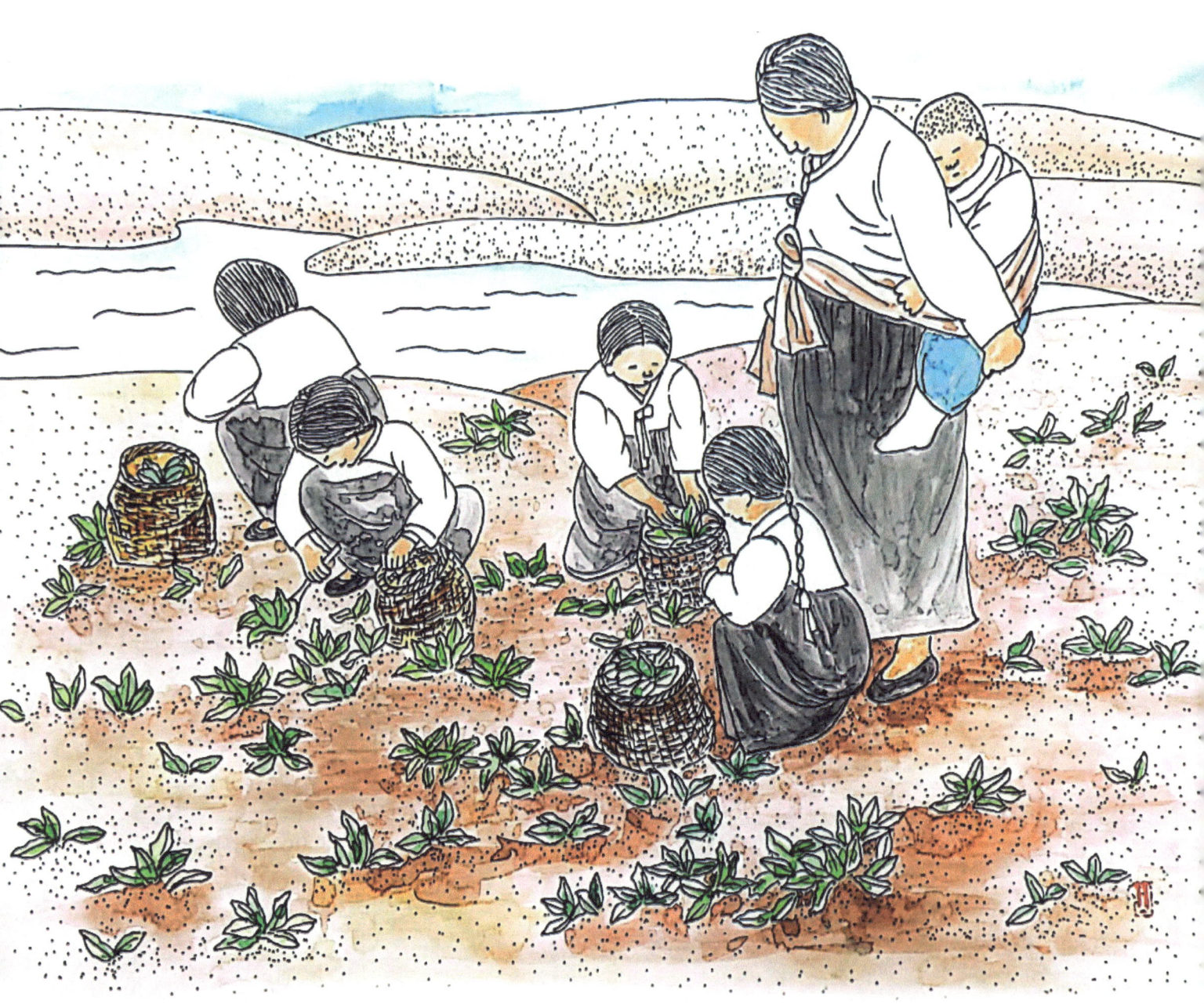

TIP! 채소의 그림이나 사진 등을 오려서 붙여도 됨

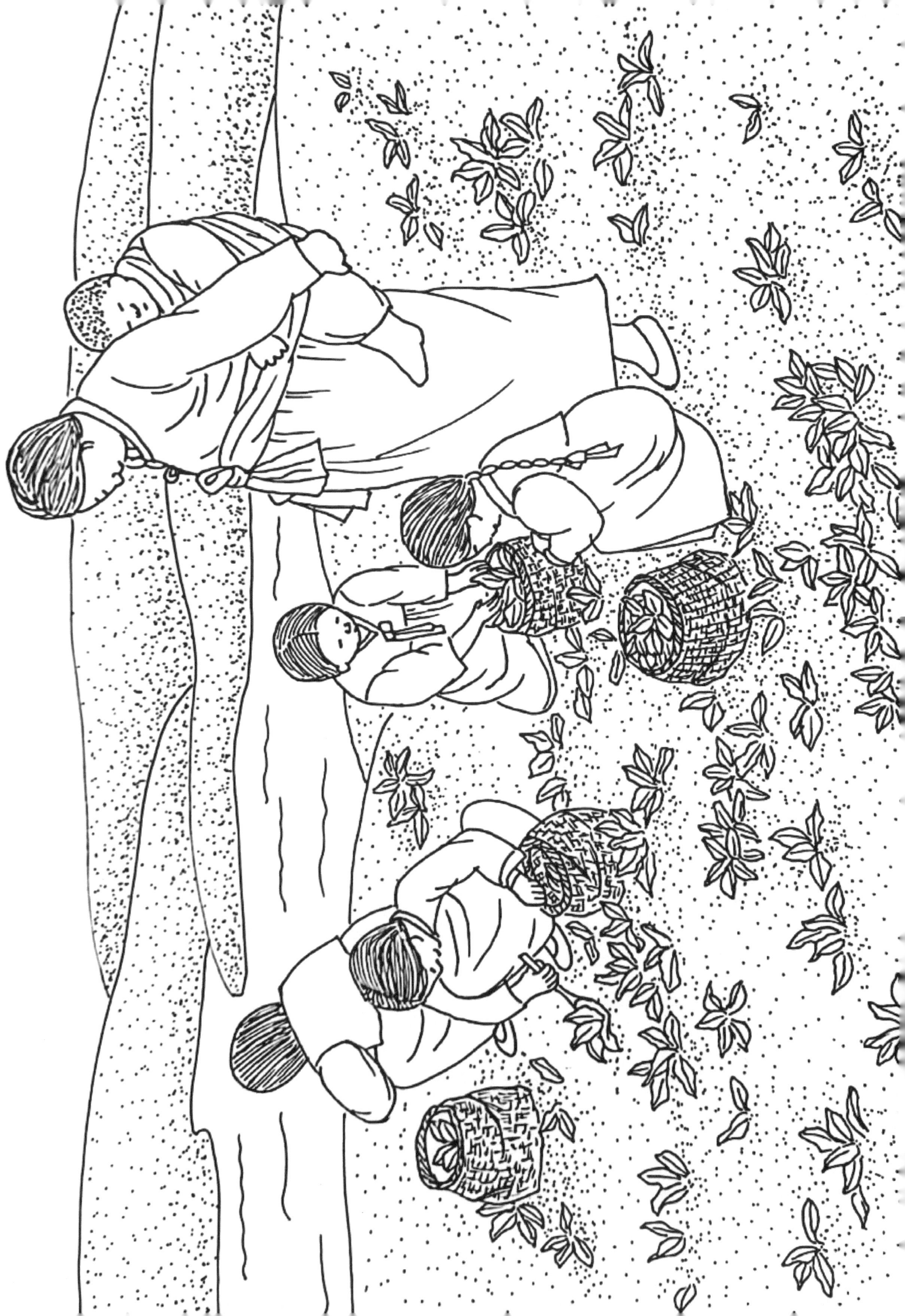

03. 겨울준비

이 그림은 겨울을 준비하는 마당의 분주한 모습을 담고 있습니다. 어머니들은 고추를 말리고, 절구로 고춧가루를 빻으며 바쁘게 움직입니다. 이런 바쁜 와중에도, 그들의 모습에서는 풍요로움과 가족의 따뜻함이 느껴집니다.

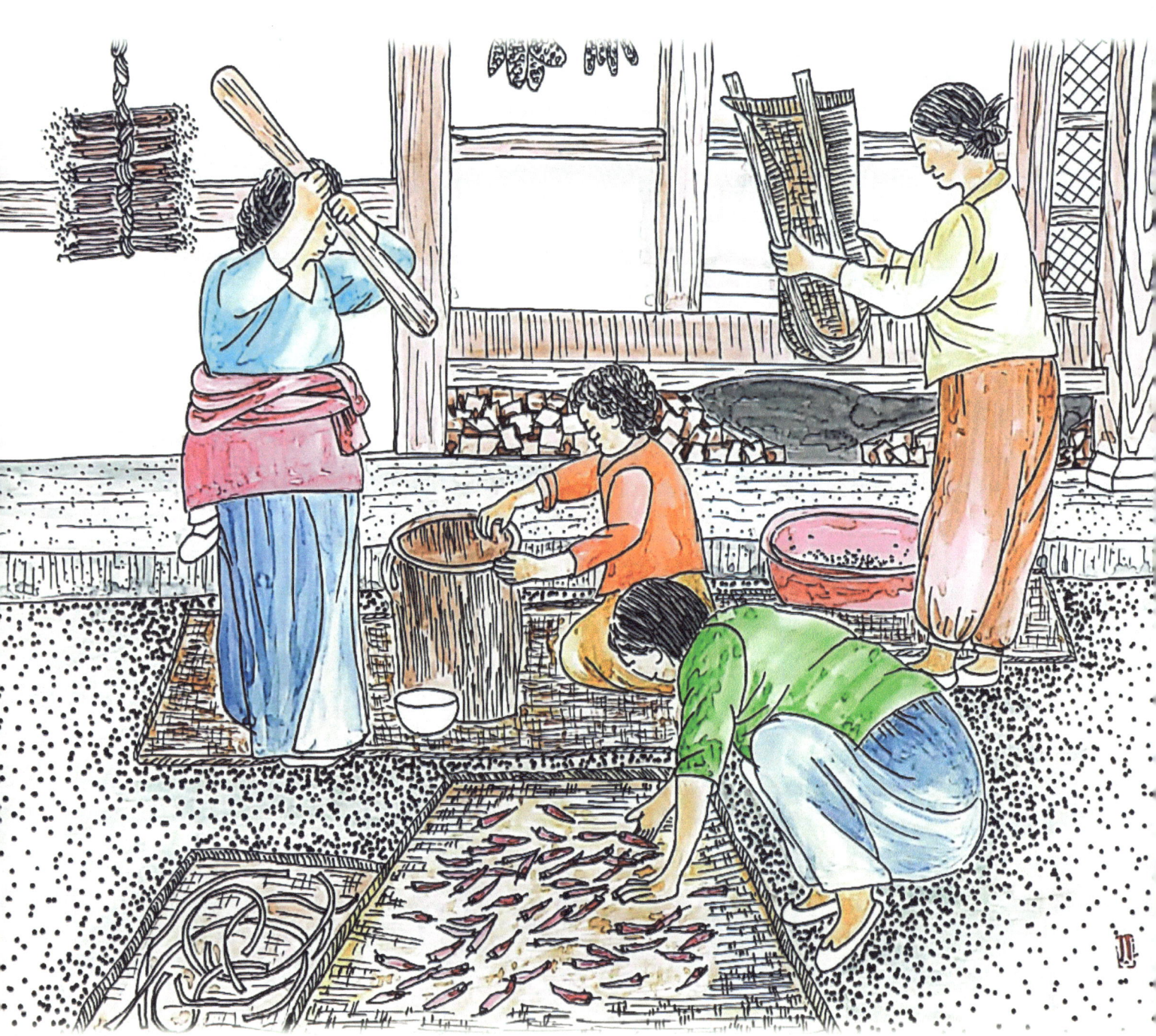

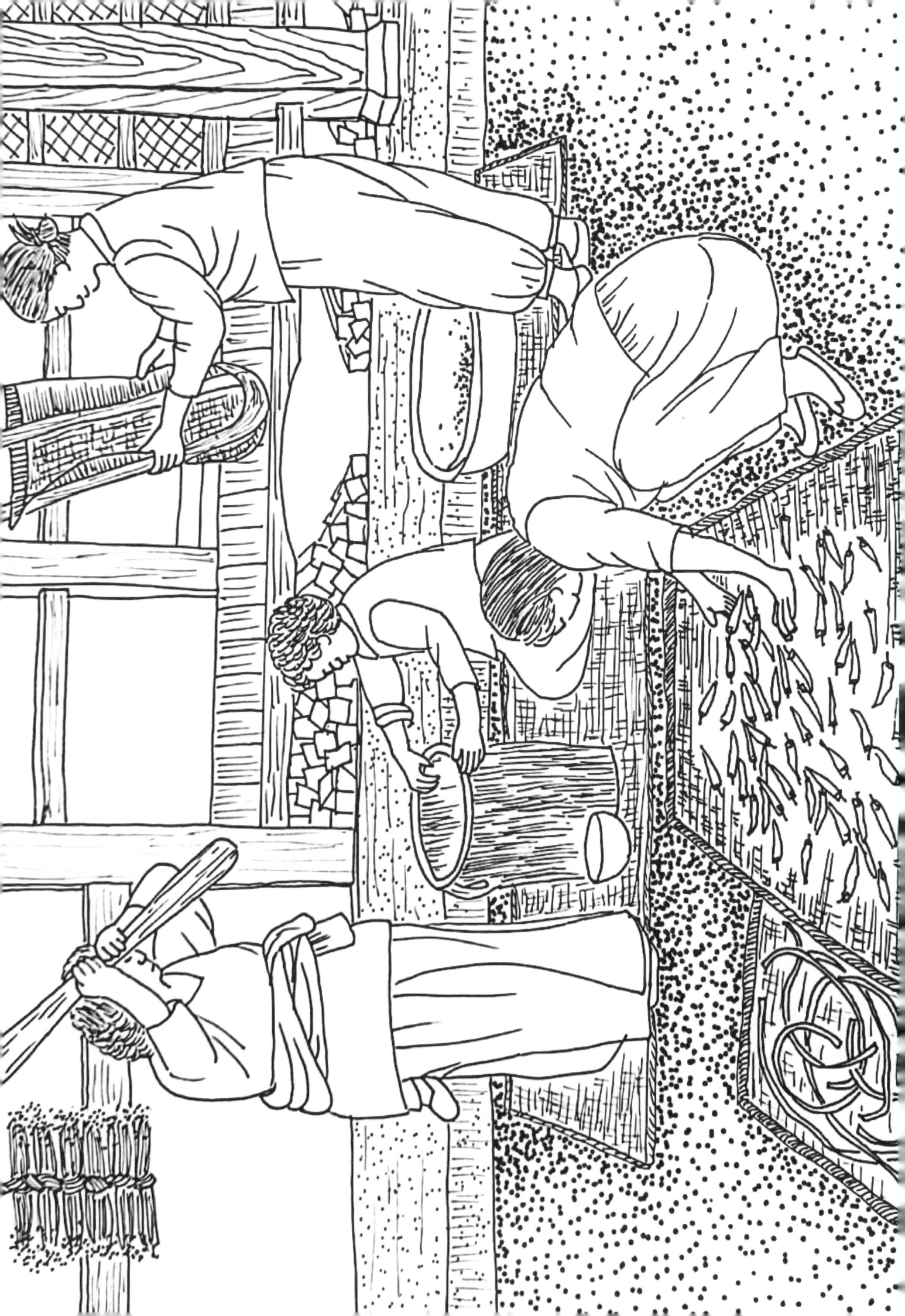

04. 잔치 음식 준비

집 마당에서는 잔치 음식을 위해 분주한 준비가 이루어집니다. 전을 부치고, 필요한 채소들을 다듬으며, 밀가루 반죽을 만드는 등, 각자의 역할을 맡아 음식을 준비하는 모습이 생동감 있게 표현되었습니다.

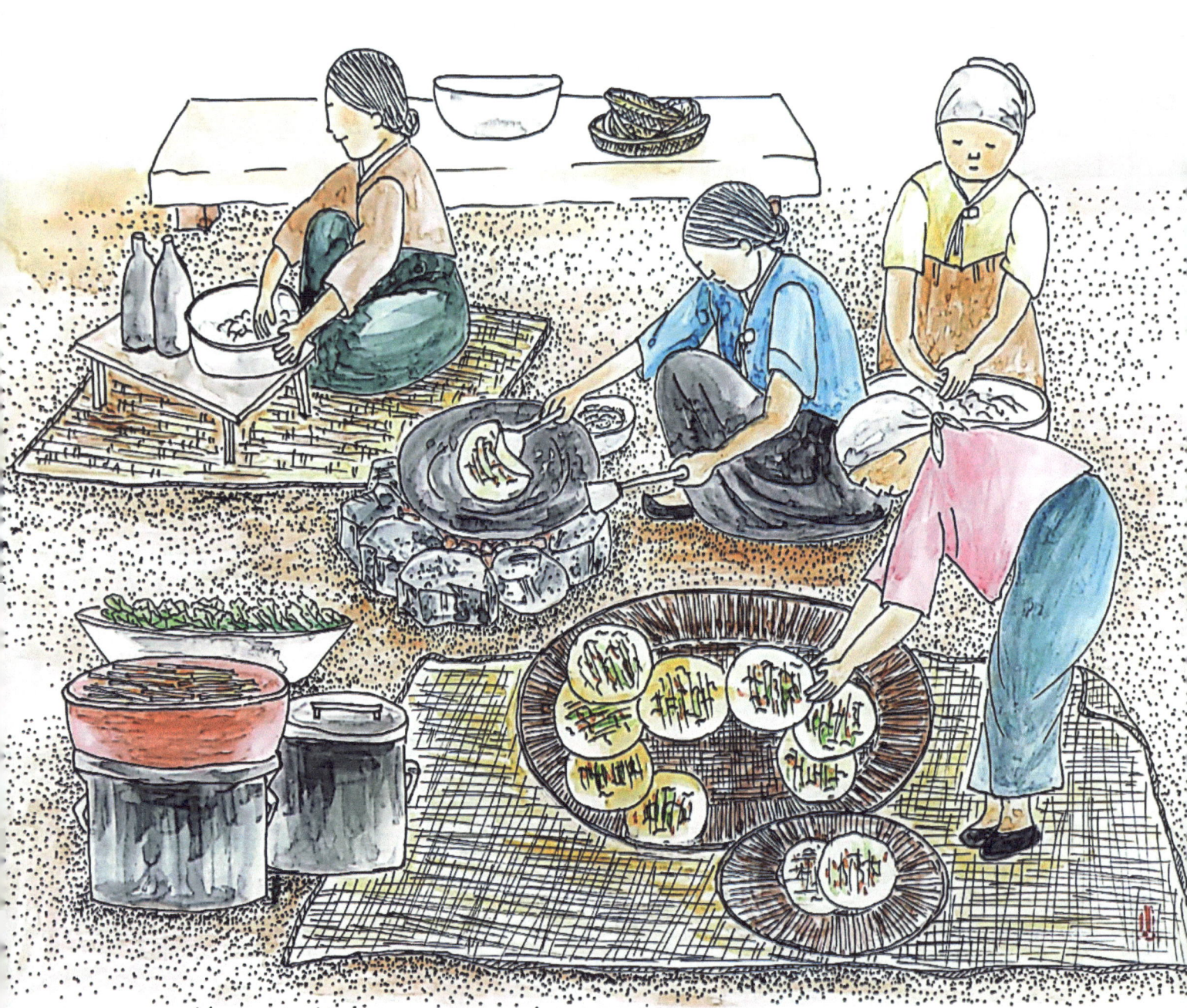

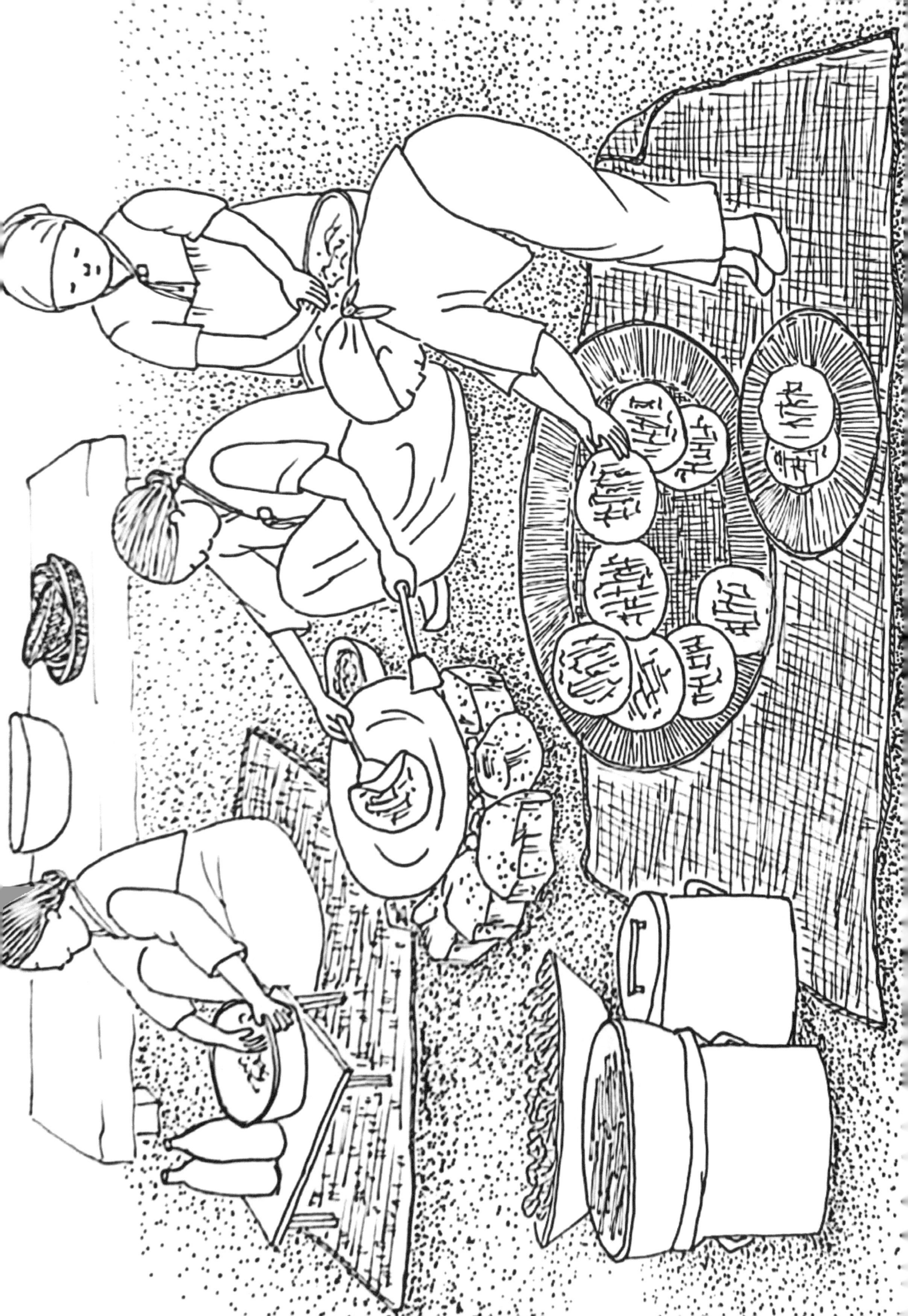

05. 떡 메치기

집안에 잔치가 있거나 동네에서 축제가 열릴 때, 친척들이 모여 떡을 만드는 모습을 그렸습니다. 찹쌀을 쪄서 힘 센 남자가 떡메로 치고, 옆에서 아낙이 물을 묻히며 뒤집는 모습이 사실적으로 묘사되어 있습니다. 이 과정에서 가마솥은 찹쌀을 찌느라 끊임없이 바쁩니다.

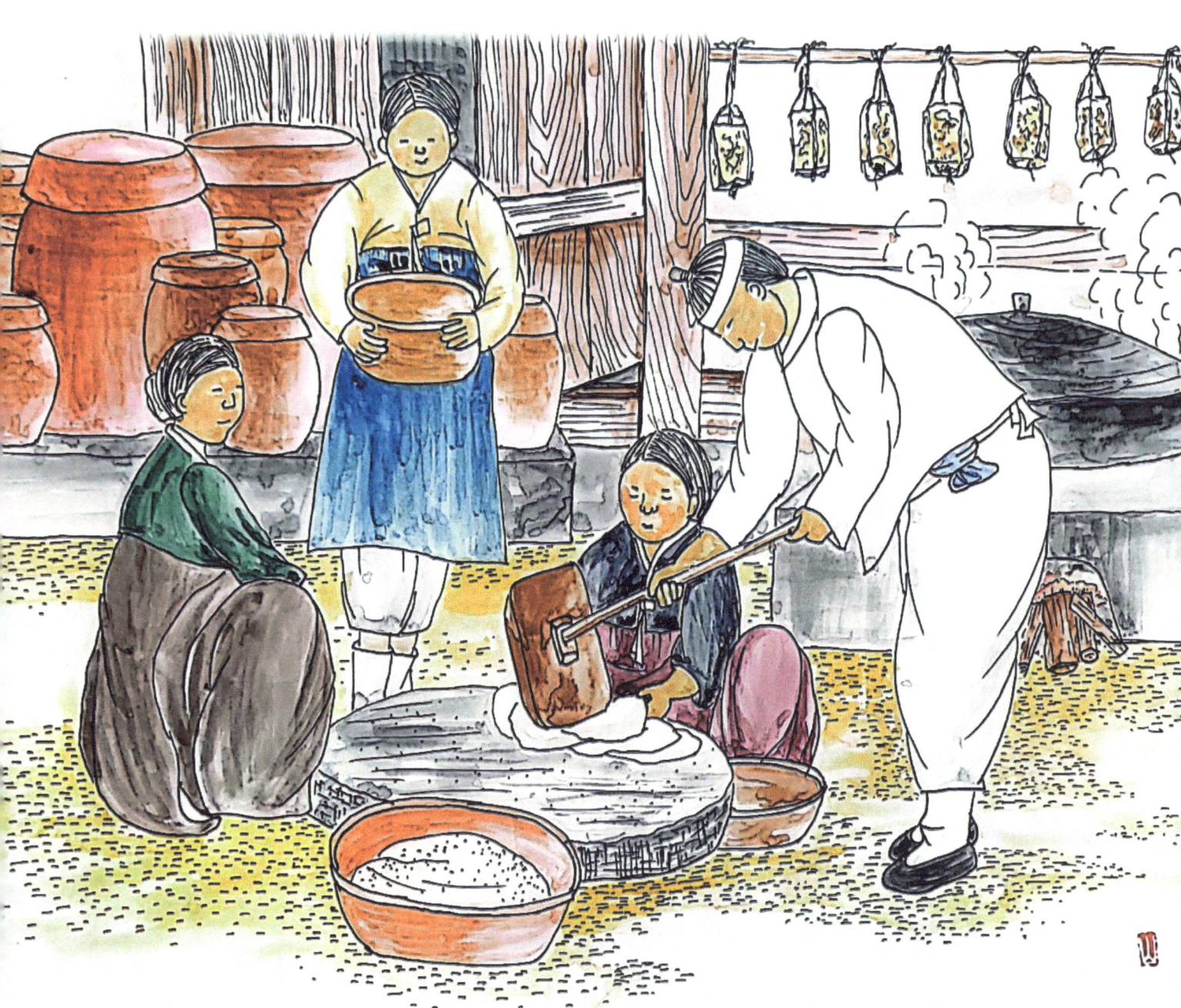

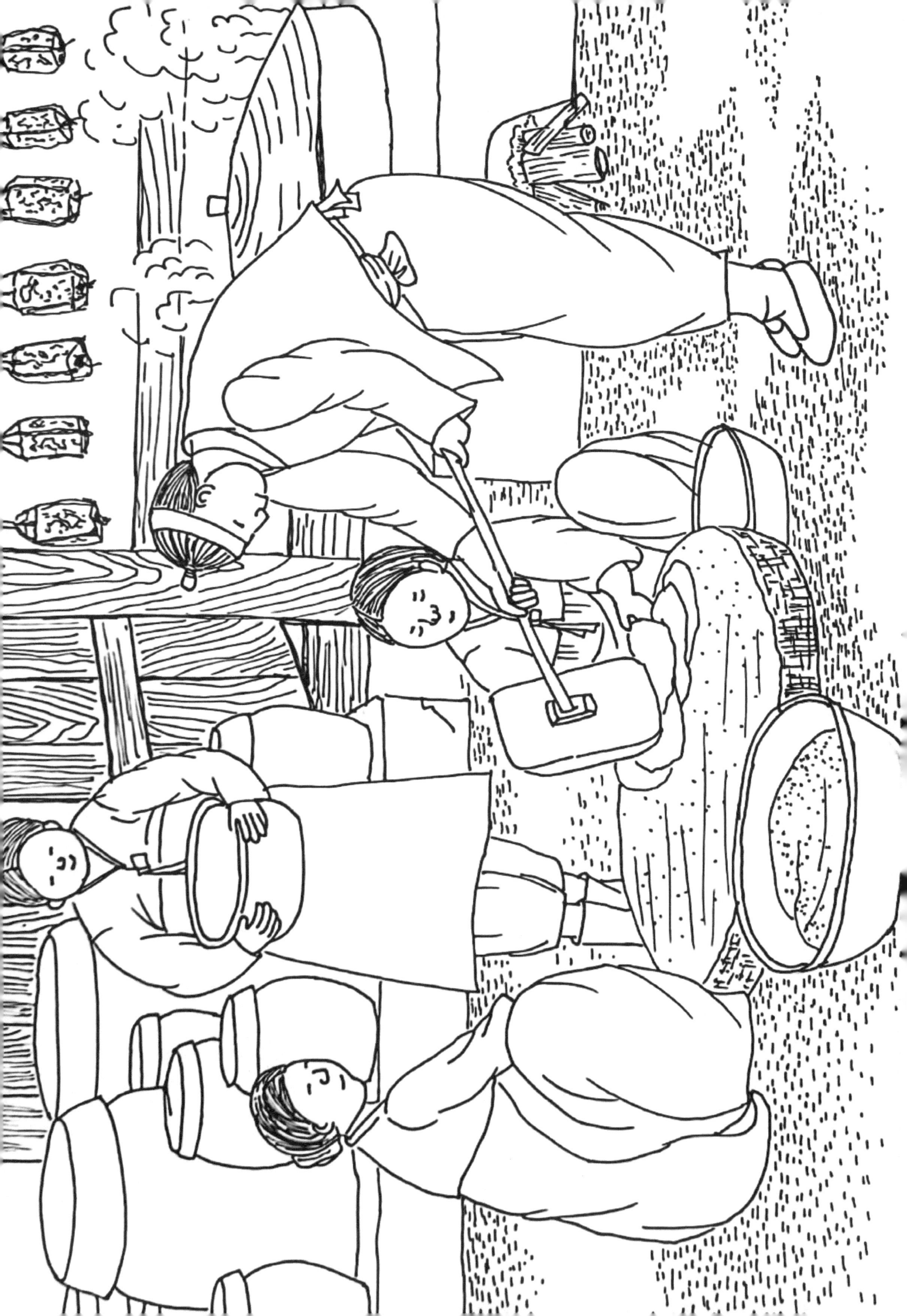

06. 귀가하는 사람들

하루를 바쁘게 보낸 후, 집으로 돌아가기 위해 버스 정류장에서 줄을 서는 사람들의 모습을 담았습니다. 이 그림은 일상의 피로와 함께 고향으로의 귀환을 기다리는 사람들의 모습을 잘 포착했습니다.

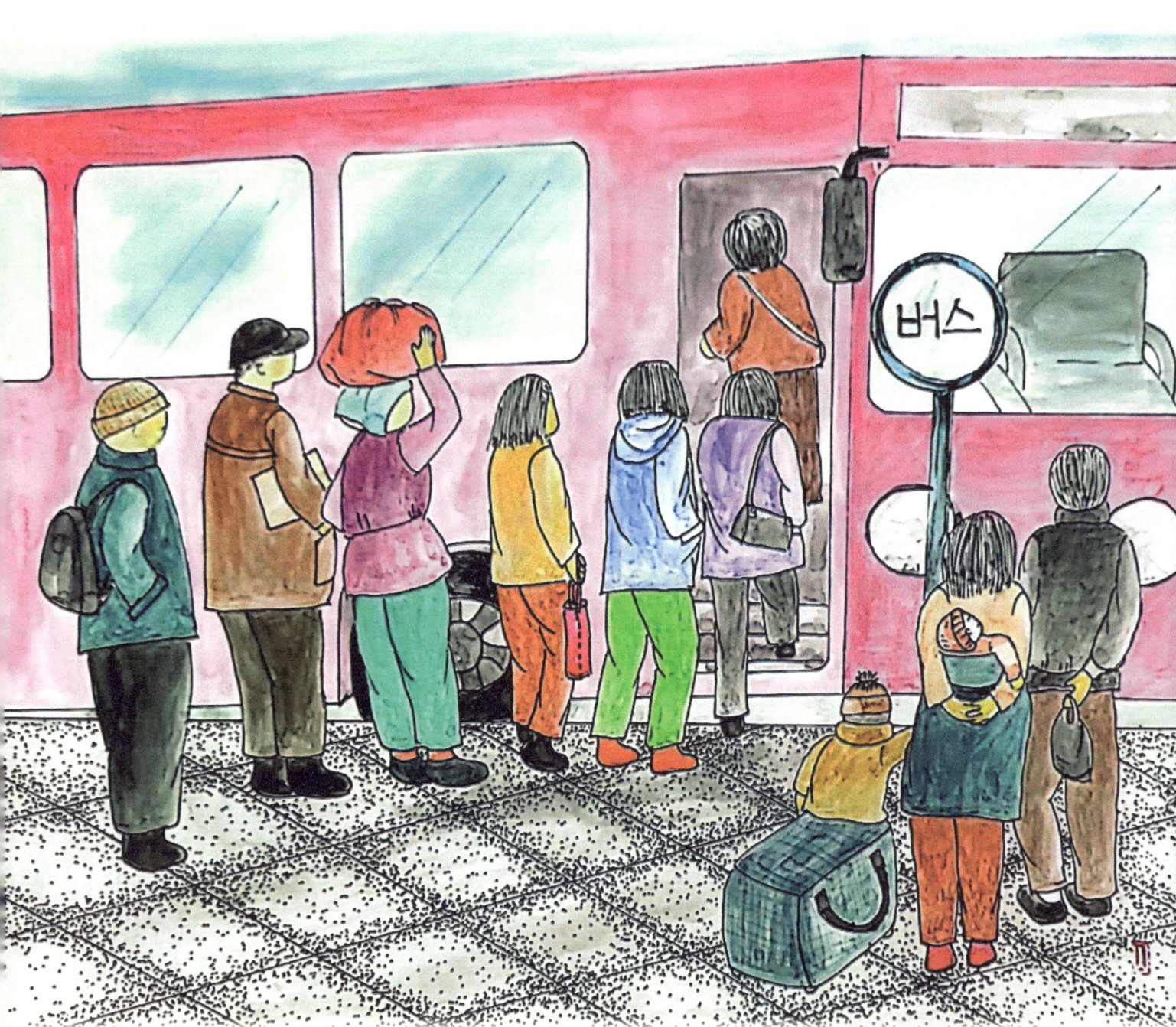

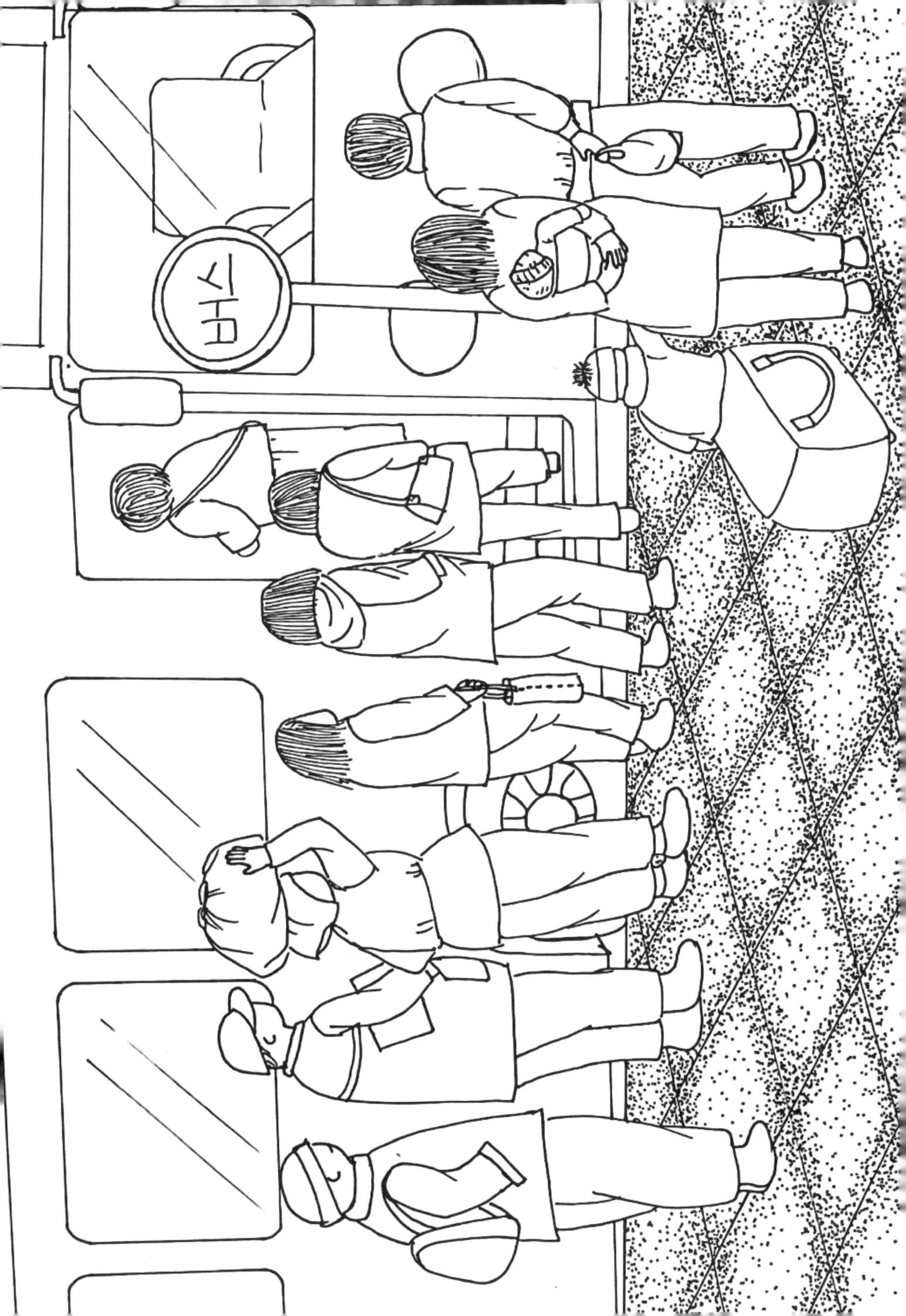

07. 윷놀이

우리나라의 전통 놀이인 윷놀이를 통해 사람들이 시장이나 마을 정자에서 친목을 다지며 즐거움을 나누는 모습을 그려냈습니다. 윷놀이는 돼지, 개, 양, 소, 말을 상징하는 윷패를 사용하여 흥겨운 게임을 즐기며, 가축의 크기와 빠르기를 통해 윷말의 움직임을 결정합니다. 이 놀이는 공동체의 유대감과 즐거움을 한데 모으는 소중한 시간입니다.

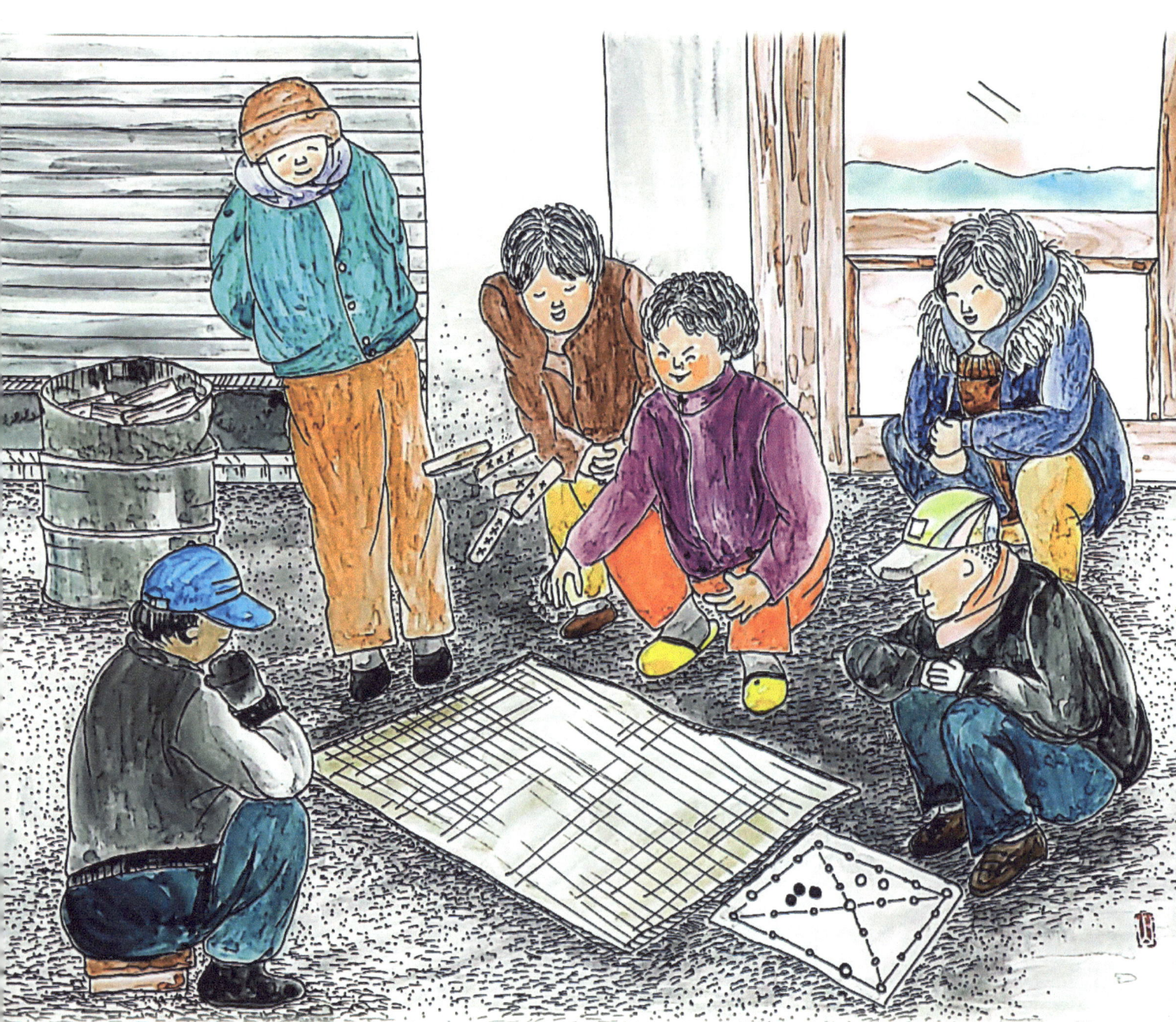

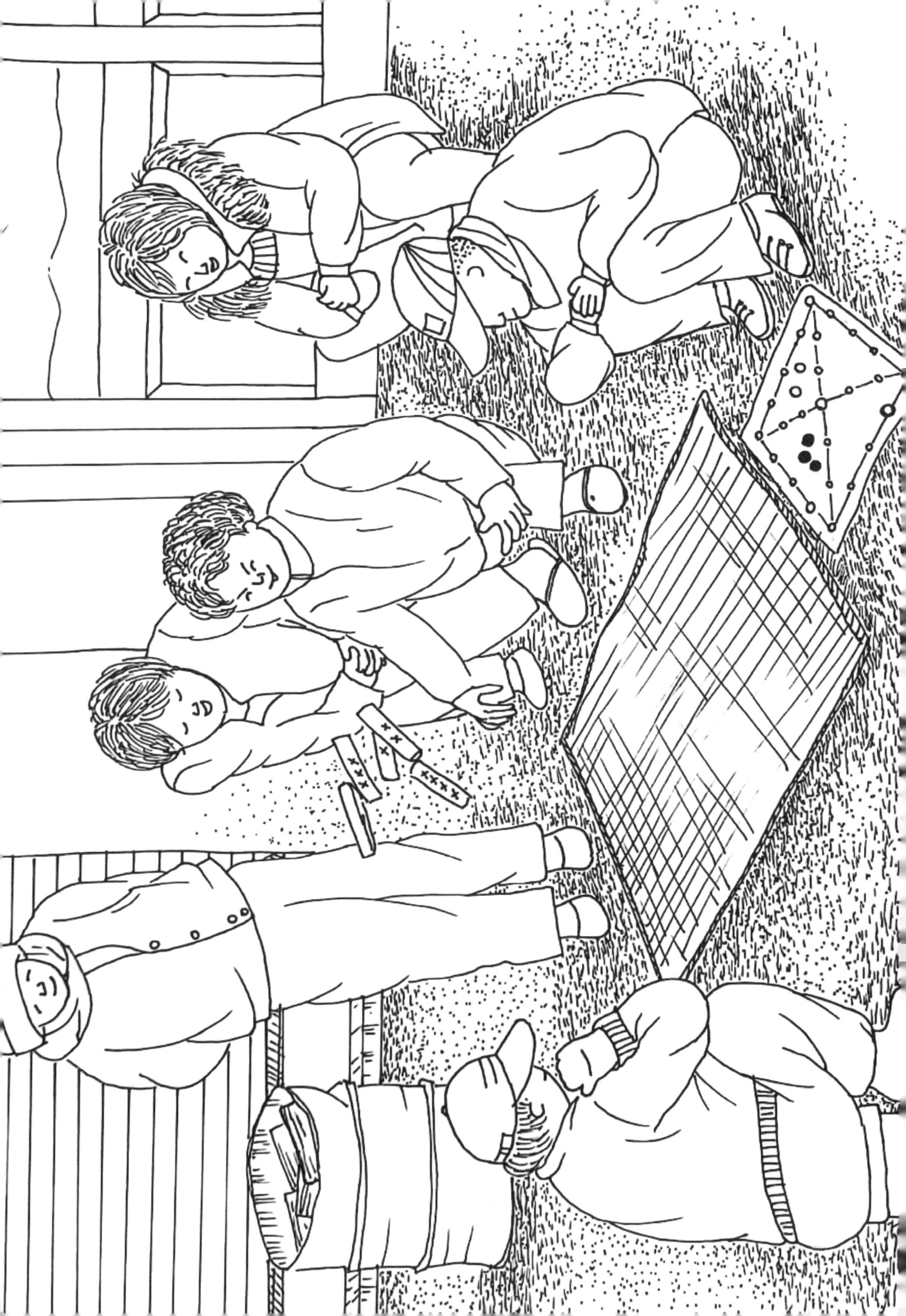

08. 겨울의 팽이놀이

추운 겨울날, 아이들은 나무로 만든 팽이를 가지고 마당이나 얼음이 있는 저수지에서 시간가는 줄 모르고 놉니다. 손과 발이 얼어붙어도, 팽이를 오래 돌리기 위해 탁 탁 소리를 내며 열심히 노는 모습이 생생하게 표현되어 있습니다.

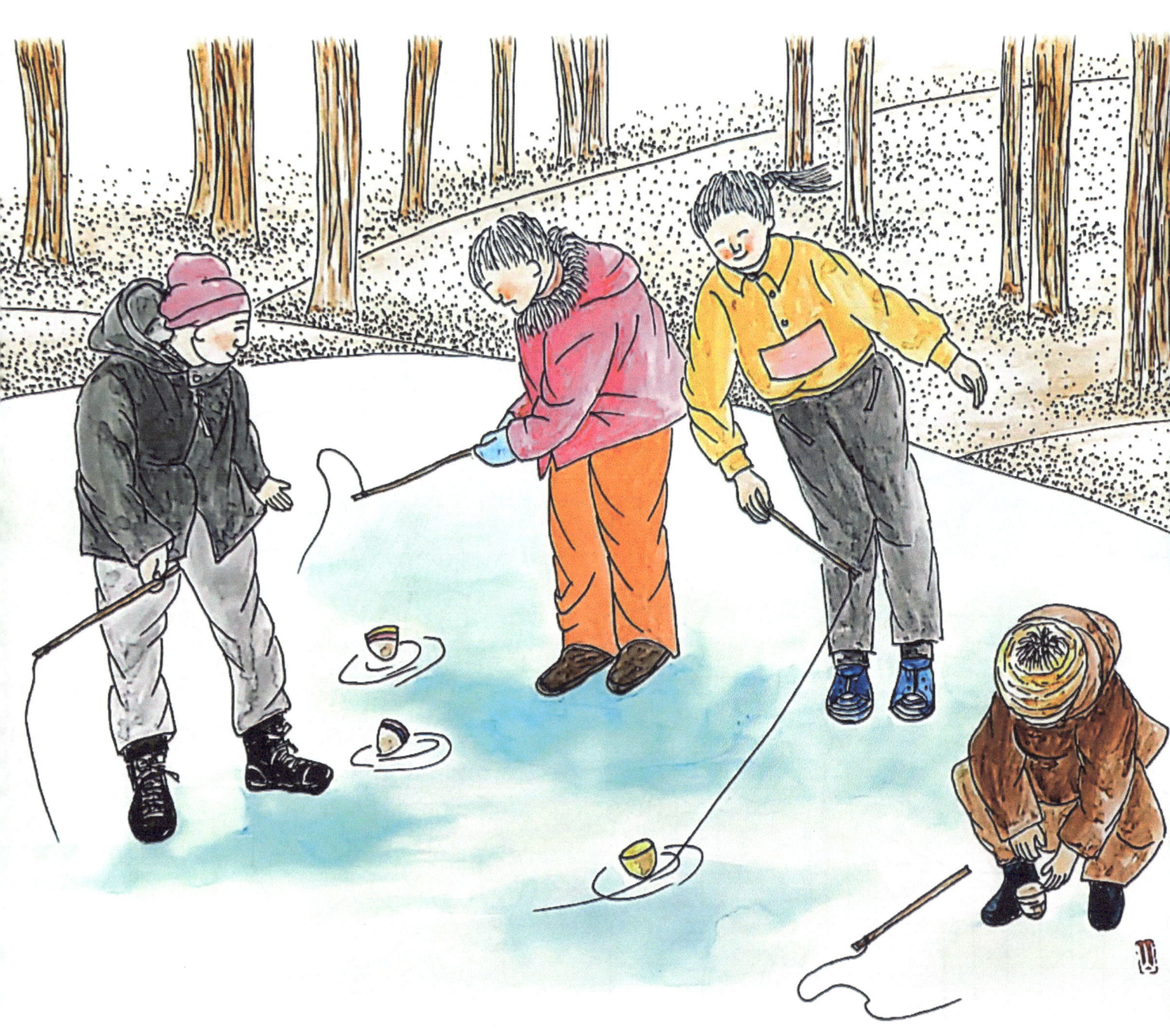

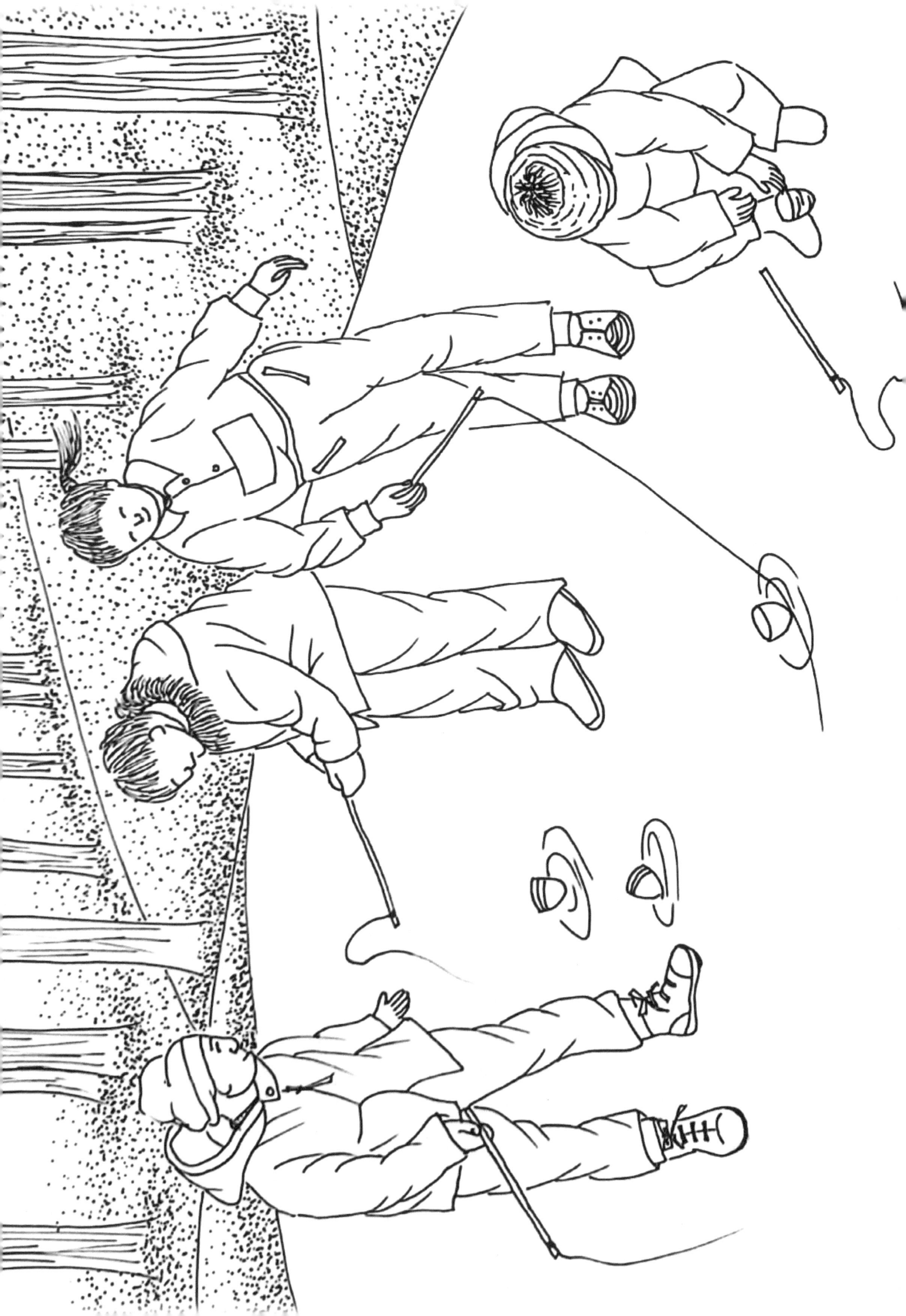

09. 줄다리기

마을행사나 운동회에서는 동네 어른들과 아이들이 힘을 합해 줄다리기를 합니다. 이들은 영차 영차 소리를 내며 열심히 당기고, 가족들은 응원하며 즐거운 시간을 보냅니다. 이 장면은 공동체의 화합과 즐거움을 잘 나타내고 있습니다.

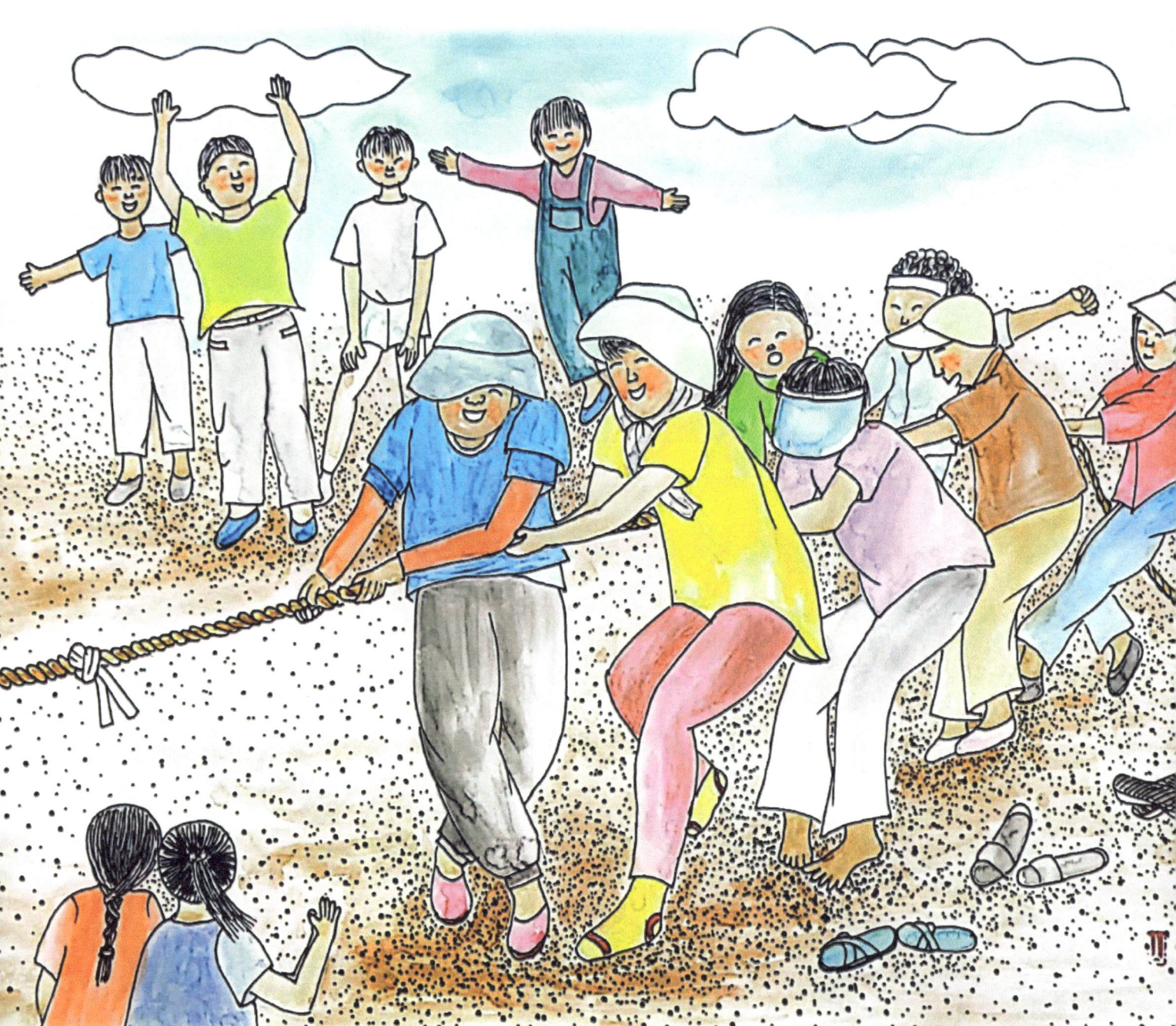

TIP! 아이들의 즐거운 모습은 잡지나 책에서 오려 붙여도 됨

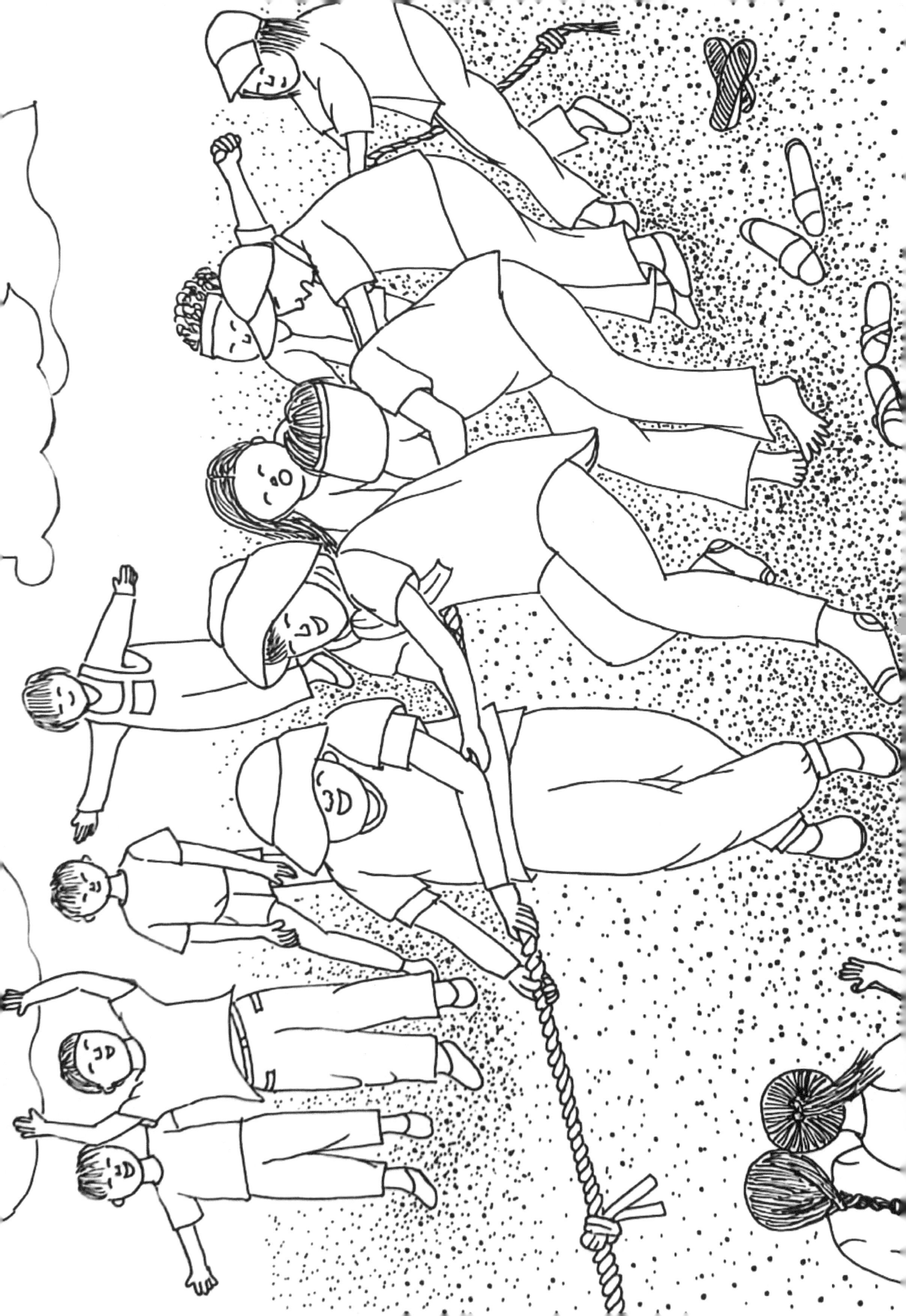

10. 줄넘기

동네 마당에서 아이들이 함께 줄넘기를 하는 모습입니다. 구령에 맞춰 줄이 발에 걸리지 않게 뛰면서, 아이들은 한 마음으로 즐겁게 노는 모습이 담겨 있습니다. 이들의 표정에서는 순수한 즐거움이 느껴집니다.

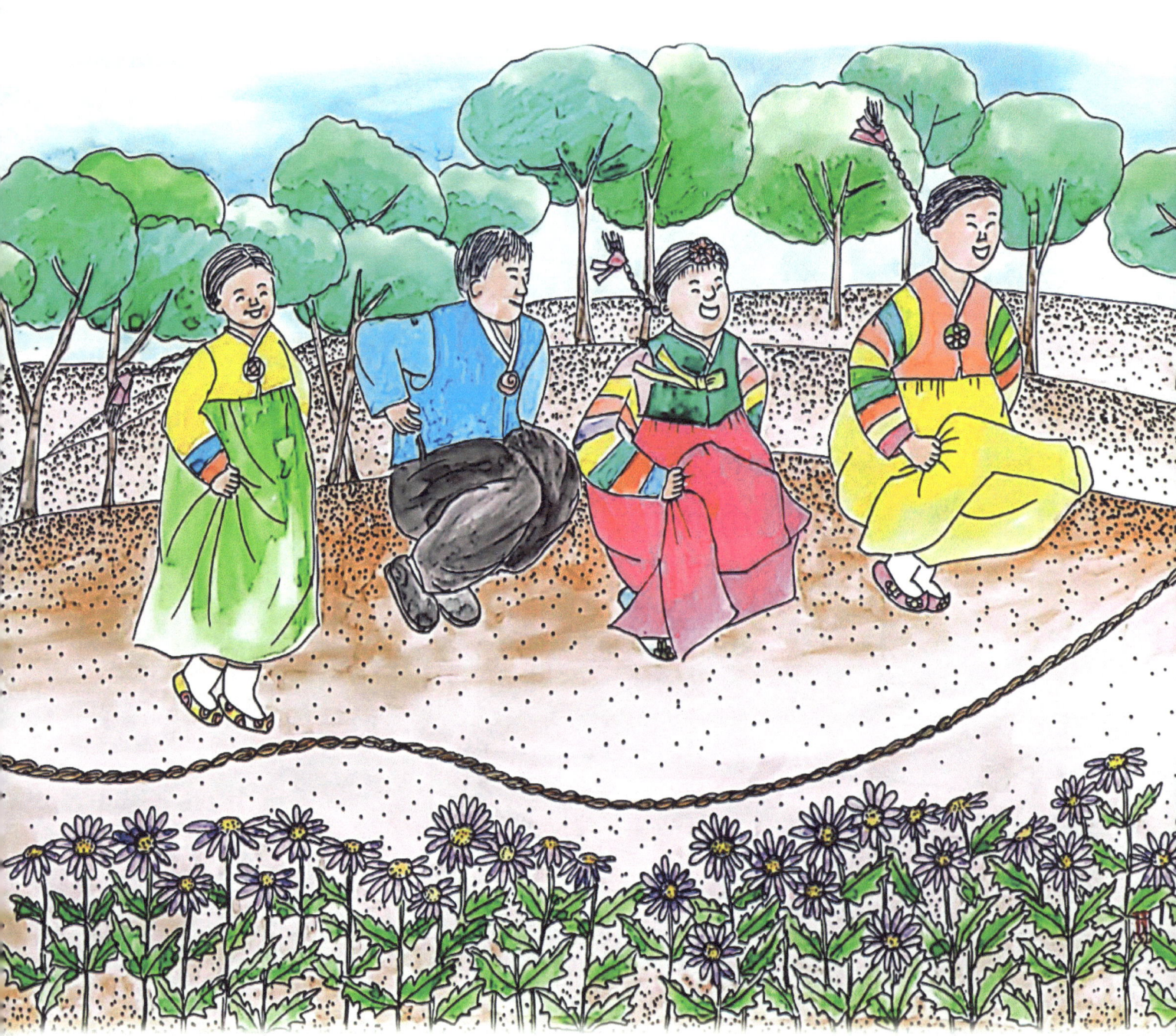

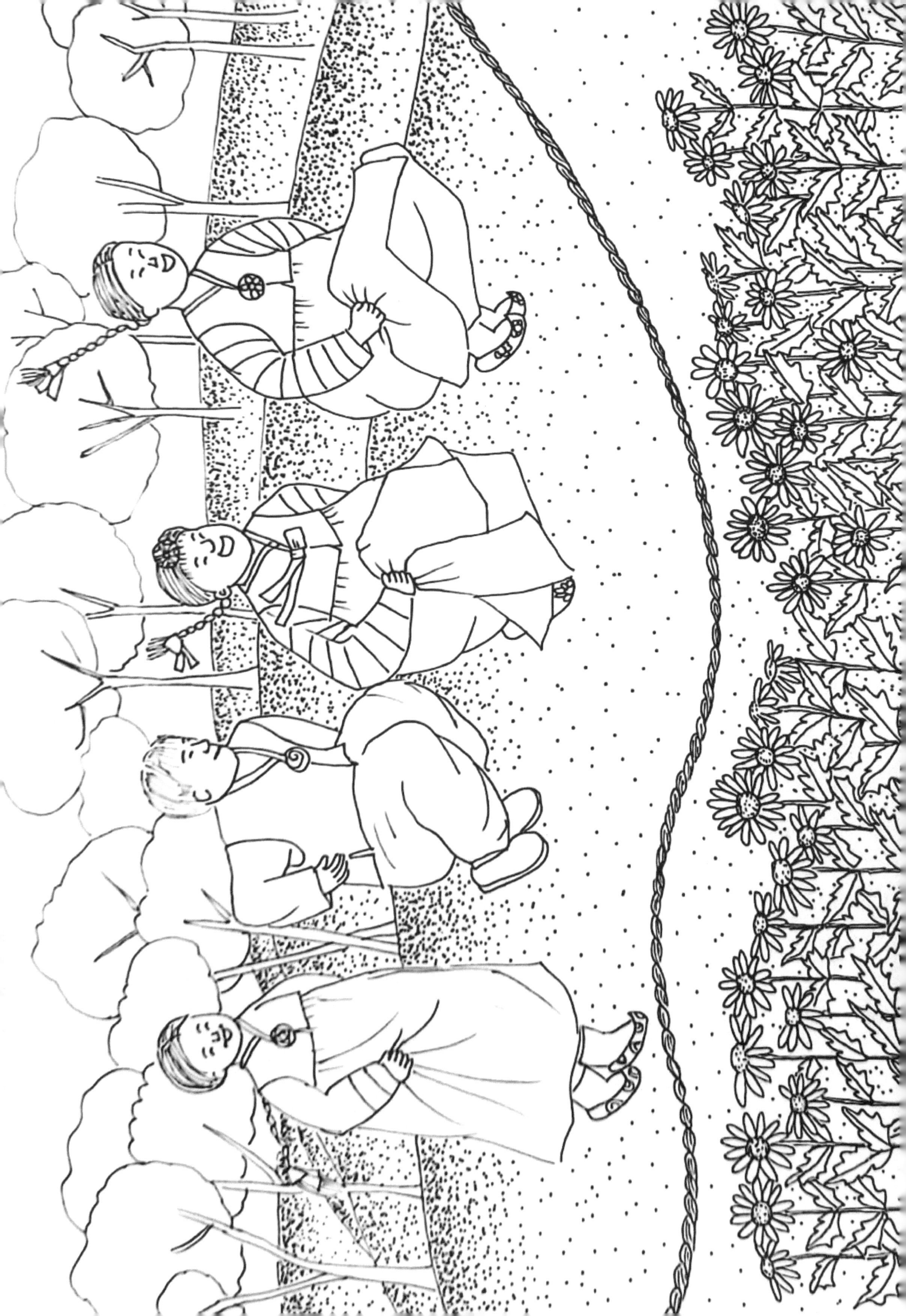

11. 투호놀이

마당이나 마루에 항아리나 긴 통을 세워두고 창을 던져 넣는 놀이인 투호는, 힘으로만 겨루는 것이 아니라 마음을 가다듬고 집중하는 데 중점을 둡니다. 이 놀이는 궁도와 비슷한 집중력을 요구하며, 전통적인 스포츠와 예술의 멋을 동시에 느낄 수 있습니다.

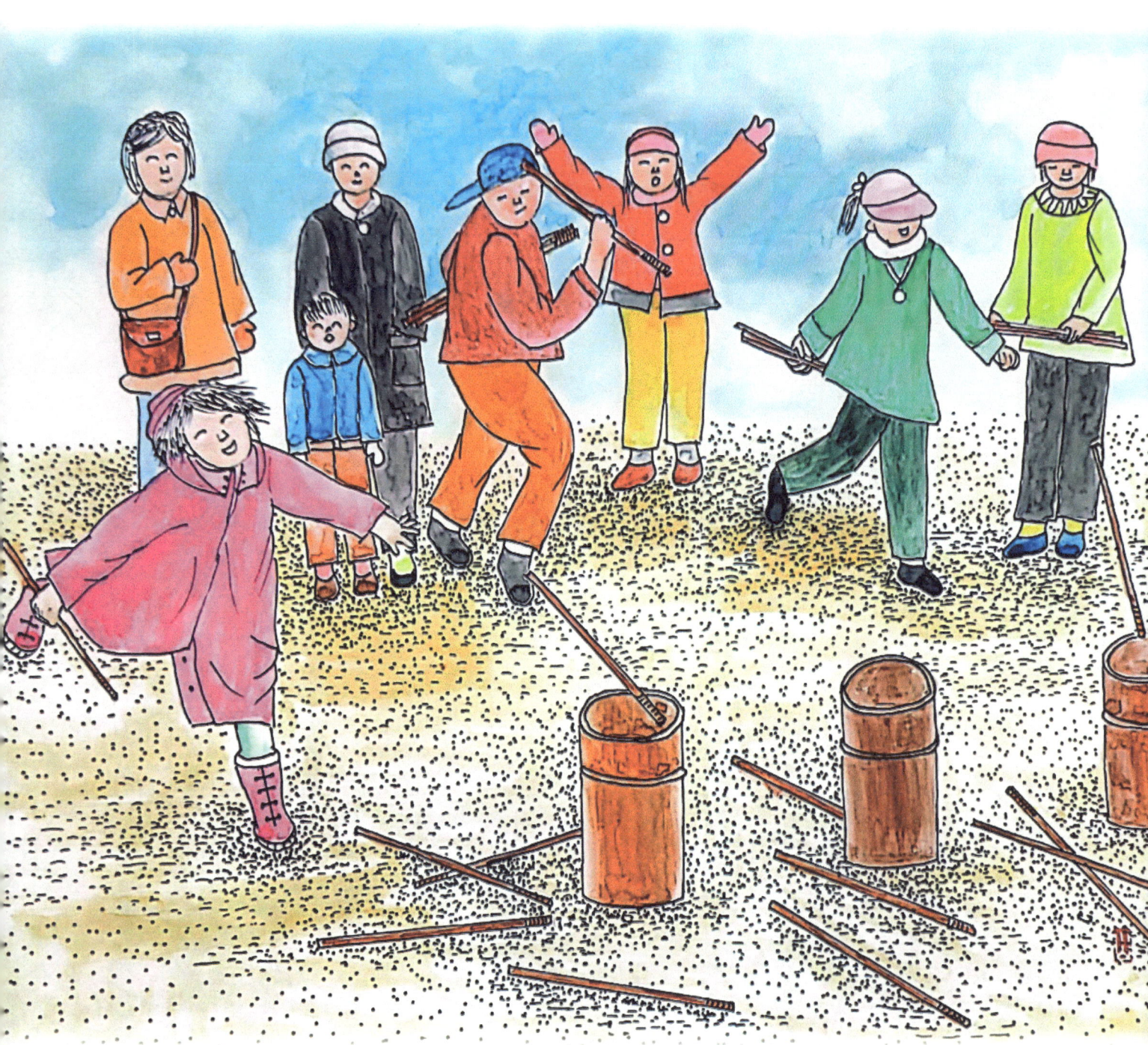

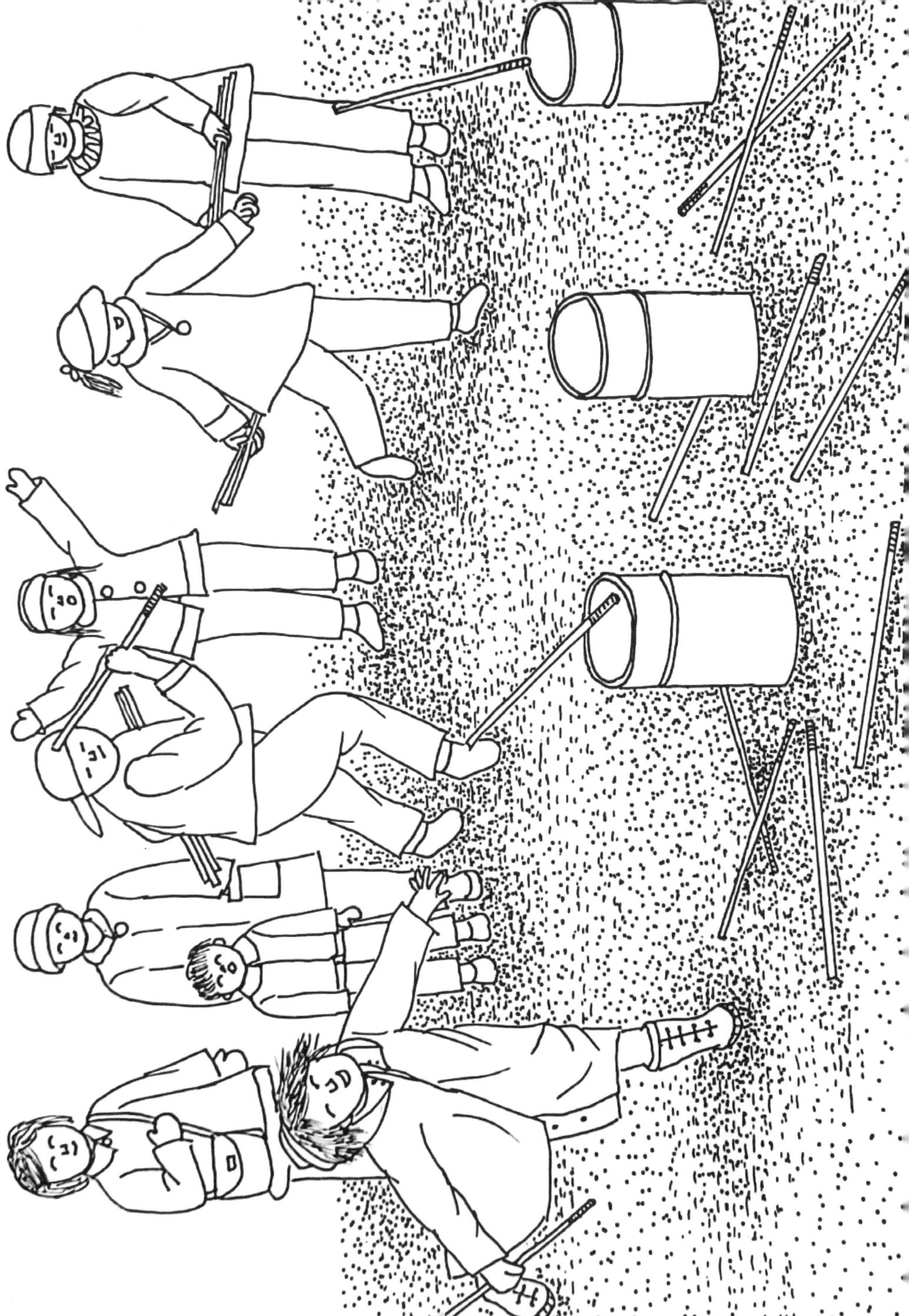

12. 학교 운동회

학교 운동회 날, 큰 공을 굴리며 응원하는 학생들의 모습을 그렸습니다. 이 놀이는 팀워크와 협력을 필요로 하며, 응원의 함성은 재미와 흥분을 더해 줍니다. 학생들과 동네사람들이 공을 굴리며 친구들과의 소중한 추억을 만들고 있습니다.

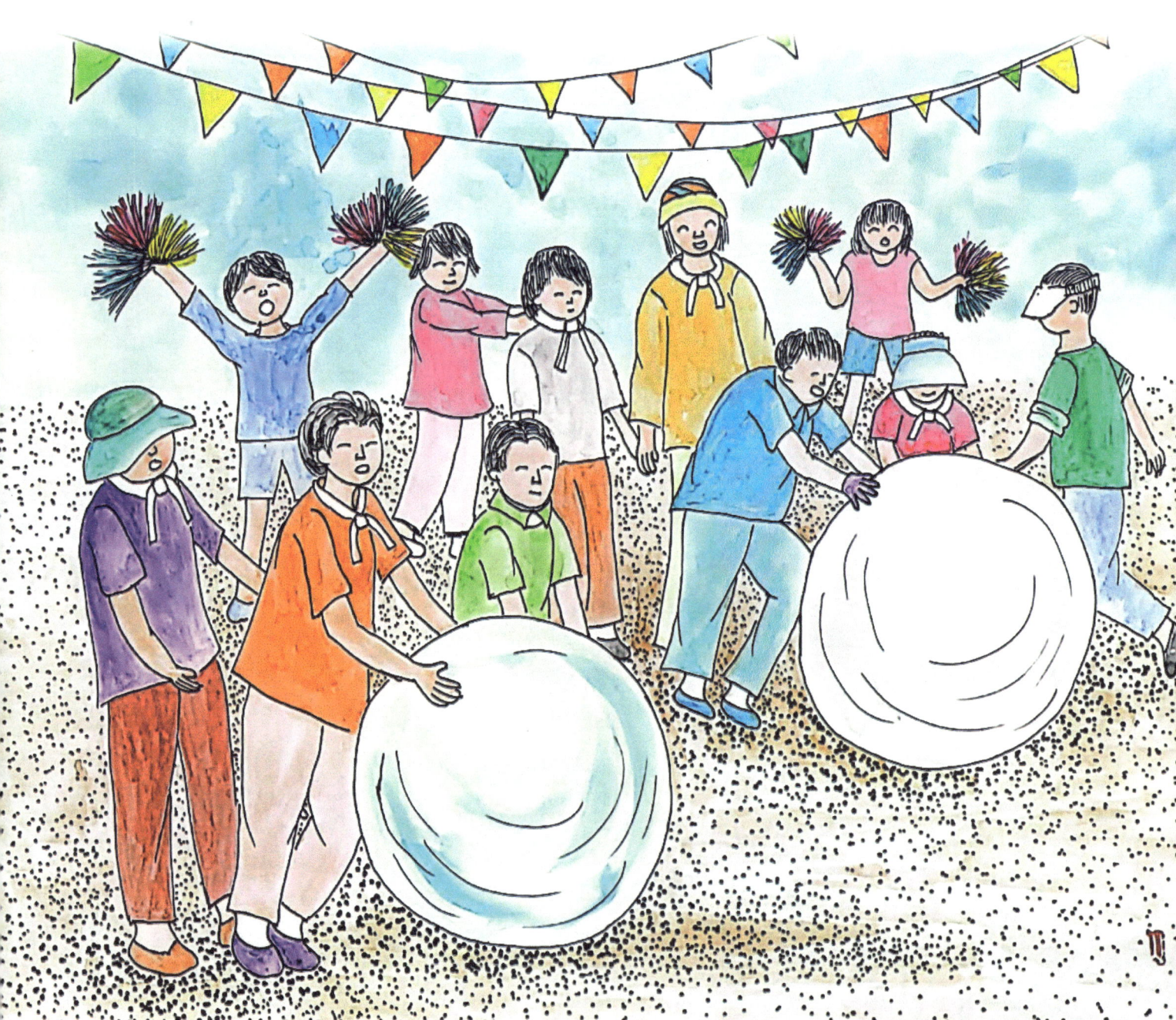

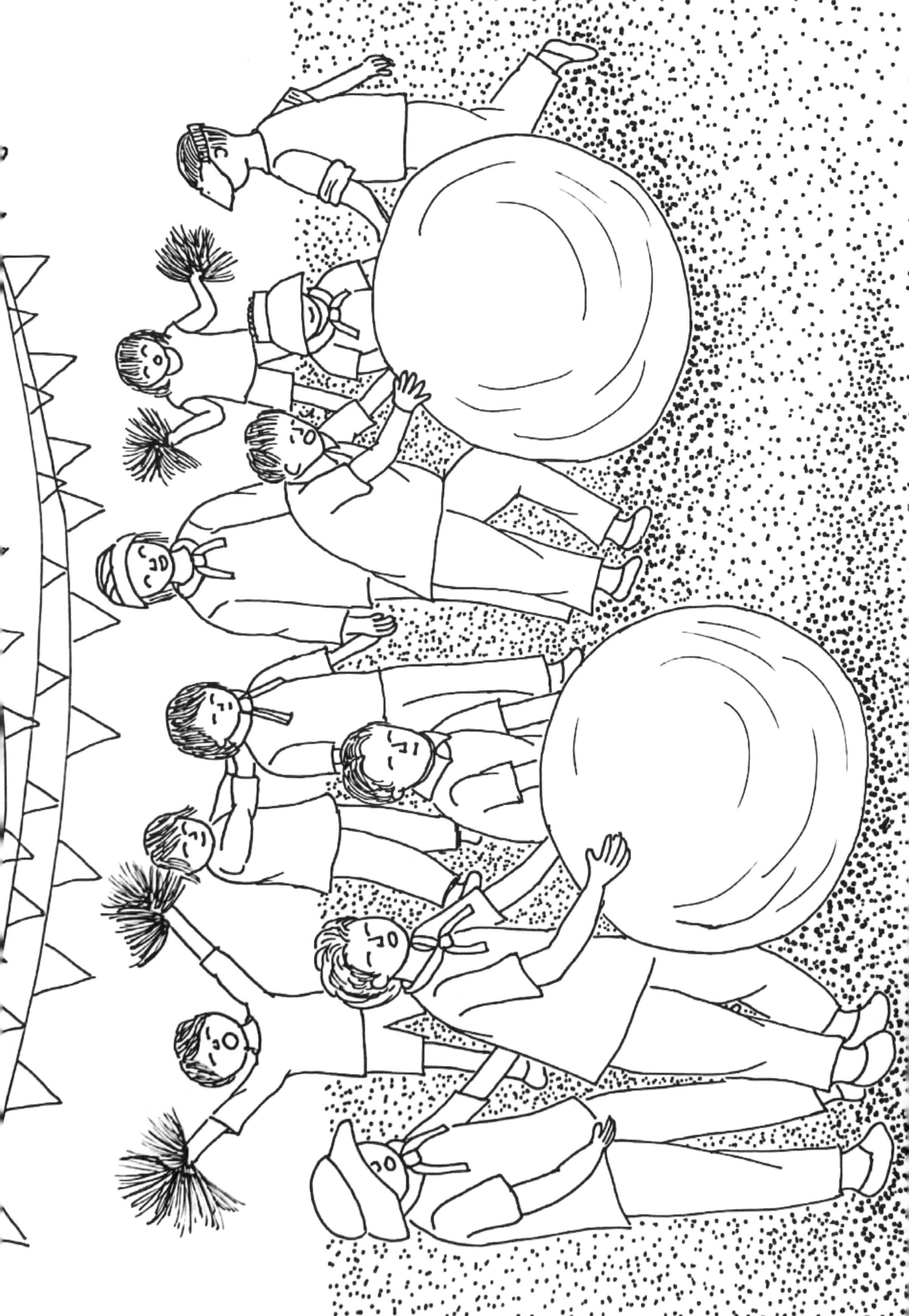

13. 부뚜막에서 두부 만들기

부뚜막이 있는 부엌에서 할머니와 어머니가 콩을 고르고 삶아 두부를 만드는 과정을 섬세하게 묘사하였습니다. 이 과정에서 엄마 등에 업혀 있는 아이가 잠이 든 모습은 가족의 따스함과 전통적인 생활방식을 보여줍니다.

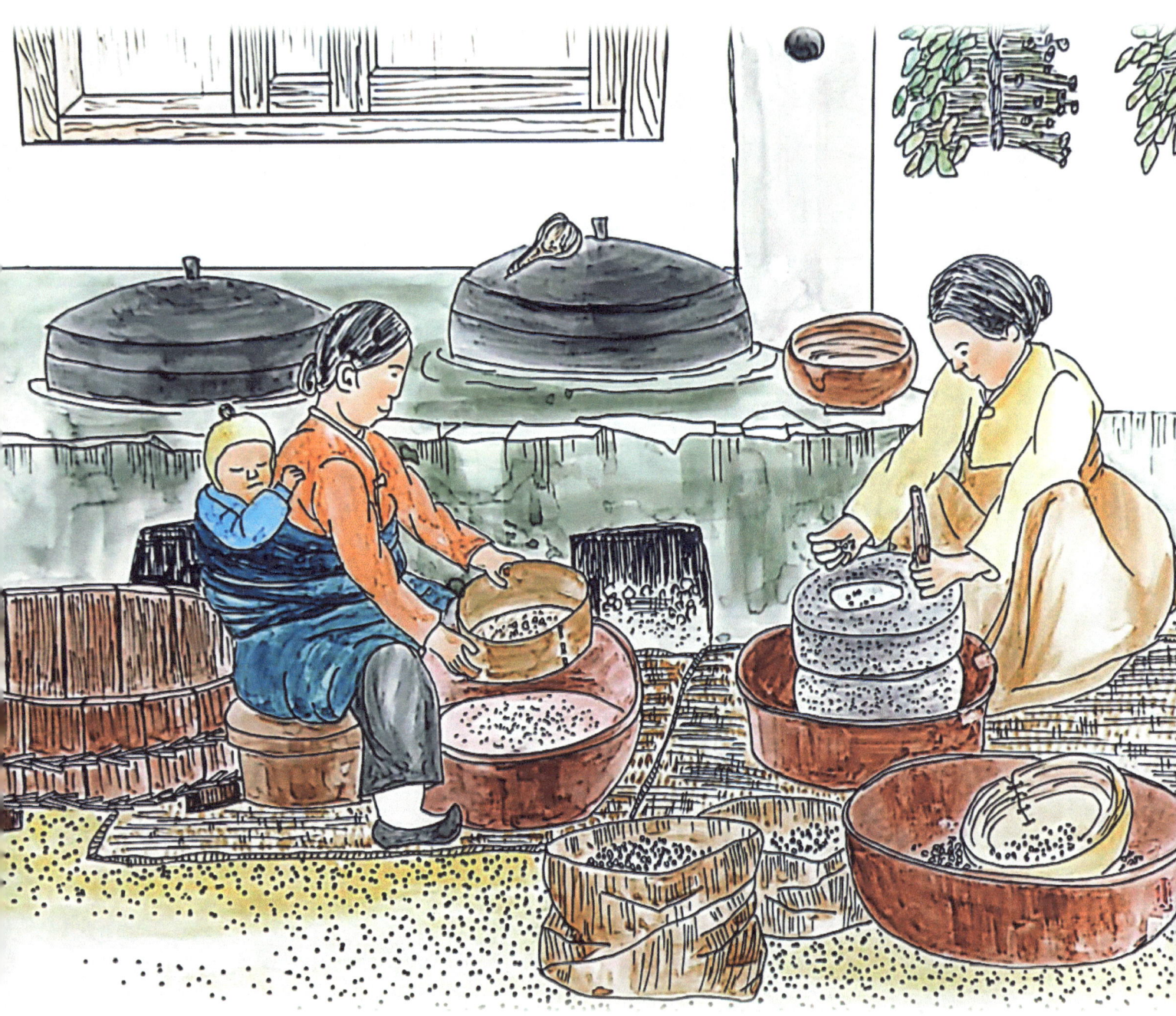

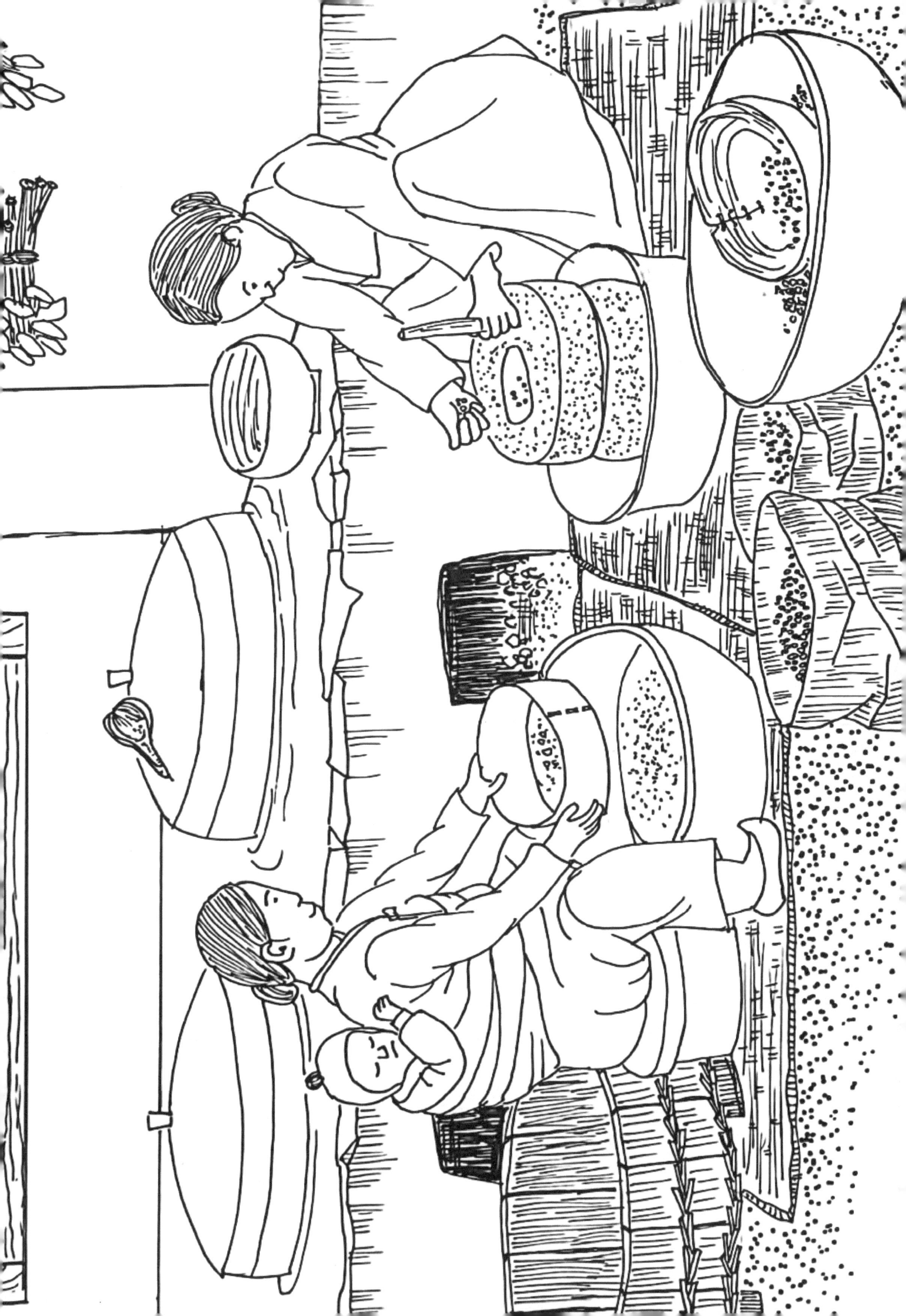

14. 냇가에서의 빨래

물이 흐르는 동네 냇가에서 어머니들은 가족들의 옷과 이불, 고무신을 세심하게 빨면서, 아이들은 빨래하는 놀이를 하며 시간을 보내고 있습니다. 이 장면은 과거의 삶의 한 단면을 보여주며, 당시 어머니들의 일상과 아이들의 놀이가 어우러진 평화로운 모습을 담고 있습니다.

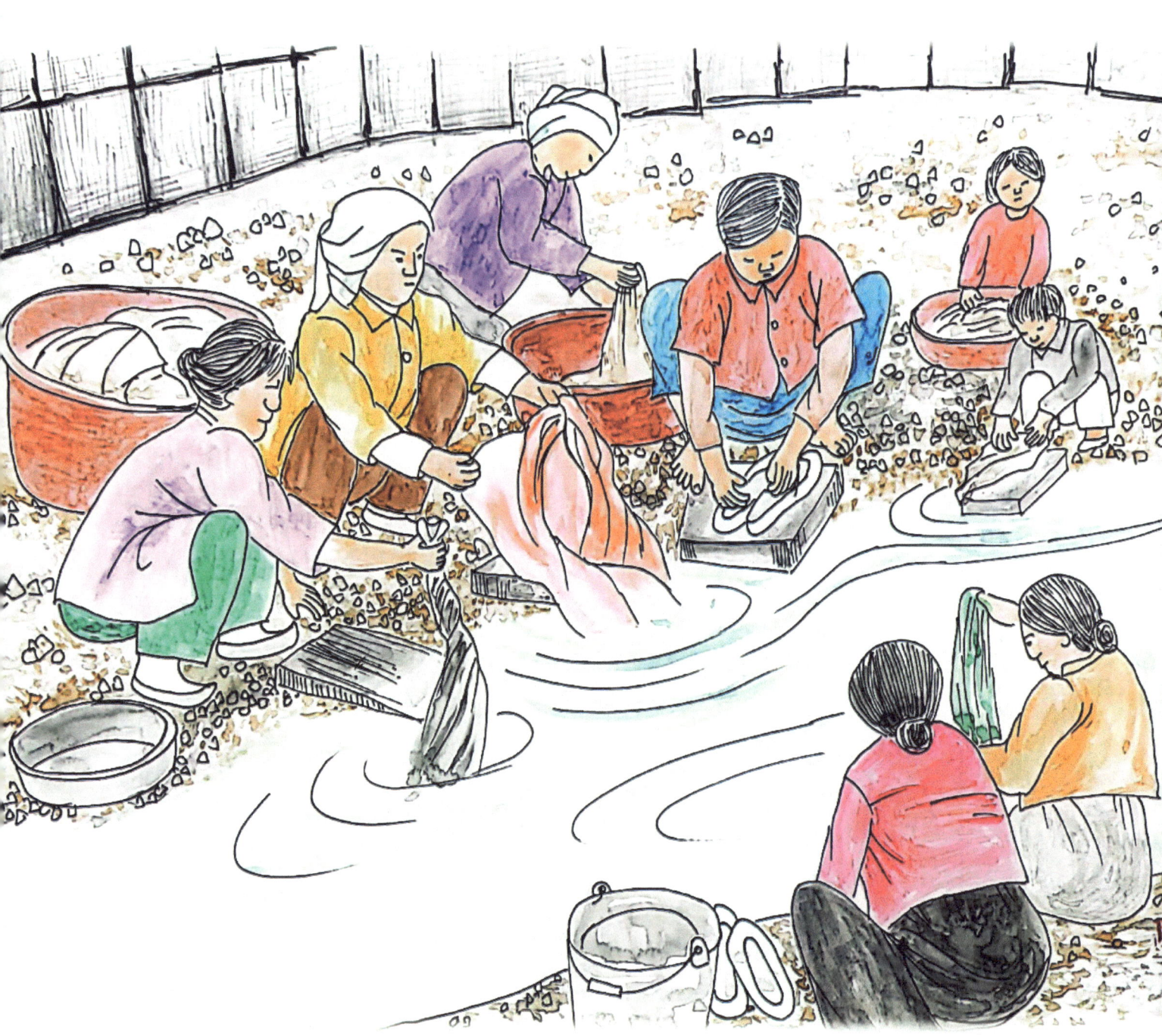

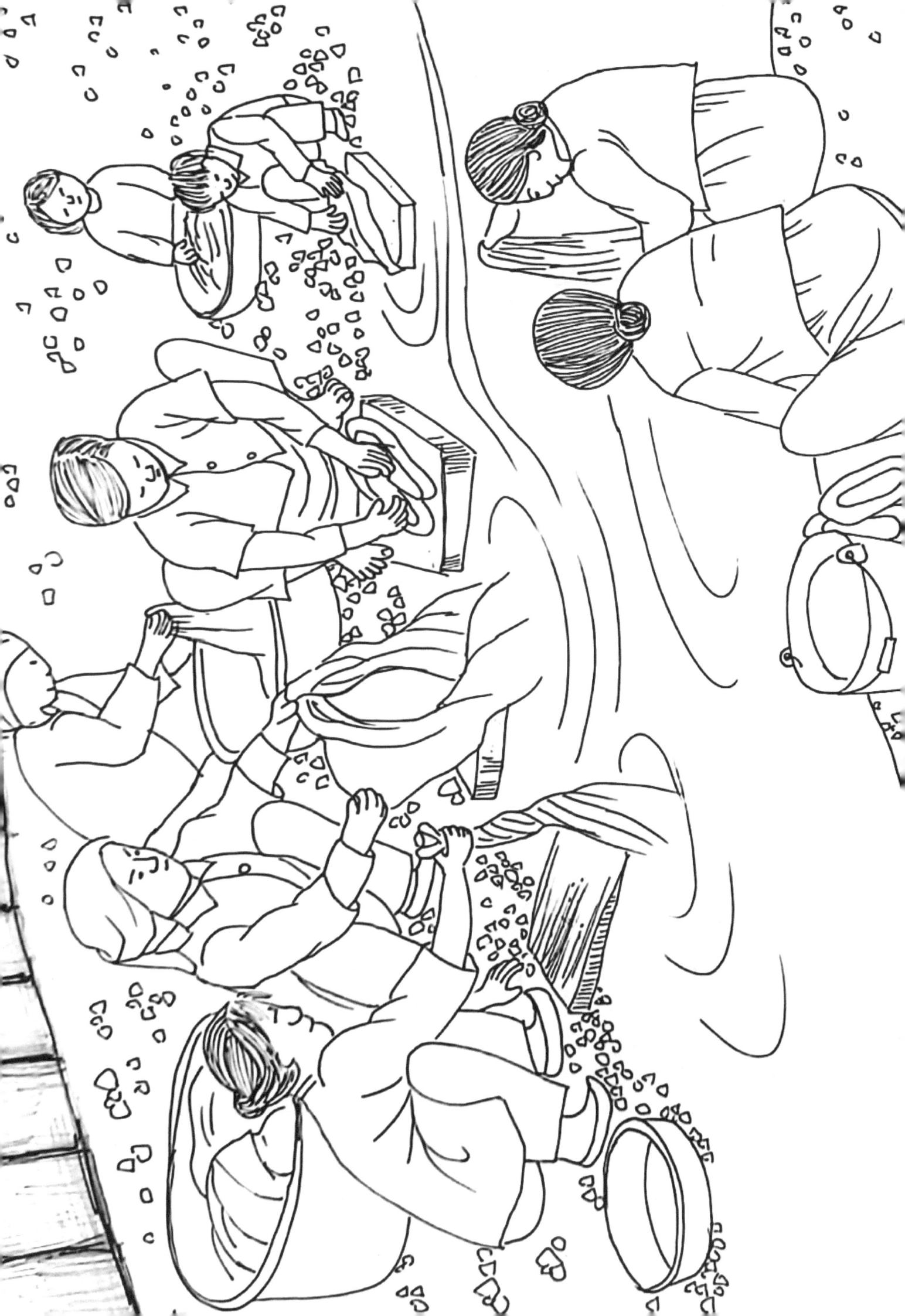

15. 추석 보름달 축제

추석 보름달이 뜨는 밤, 젊은 부녀자들이 넓은 마당이나 잔디밭에 모여 손에 손을 잡고 노래와 춤을 춥니다. 이 전통놀이는 임진왜란 때 시작되어 우리나라 남쪽 바닷가 지역에서 전해 내려오는 민속놀이로, 공동체의 기쁨과 화합을 상징합니다.

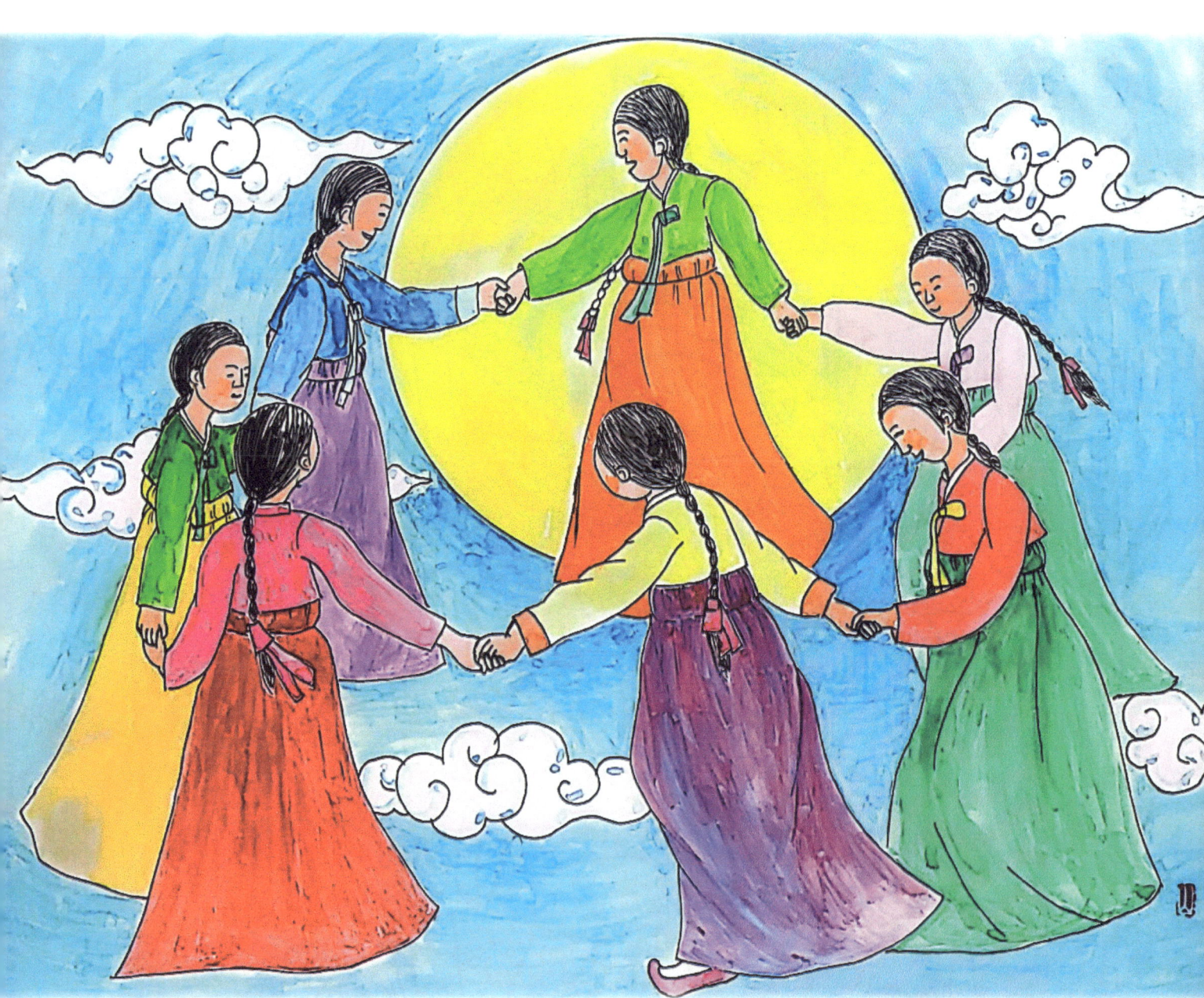

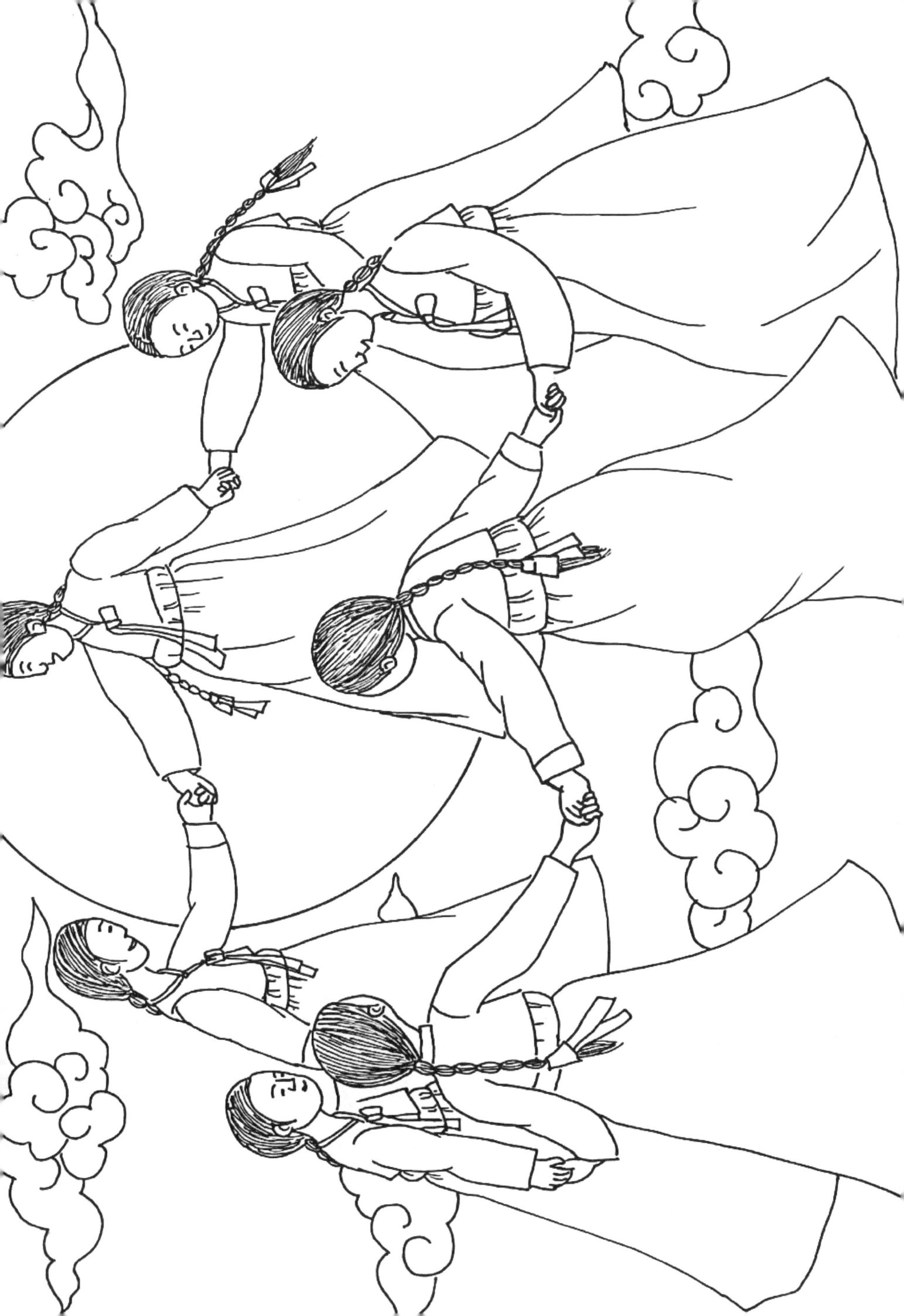

16. 진주 칼춤

중요무형문화재인 경남 진주시의 전통 민속무용인 칼춤을 그렸습니다. 이 칼춤은 우아하고 화려한 장단과 춤사위를 잘 보존하고 있으며, 우리나라 궁중계열 무용 중 역사가 가장 오래된 춤으로 알려져 있습니다.

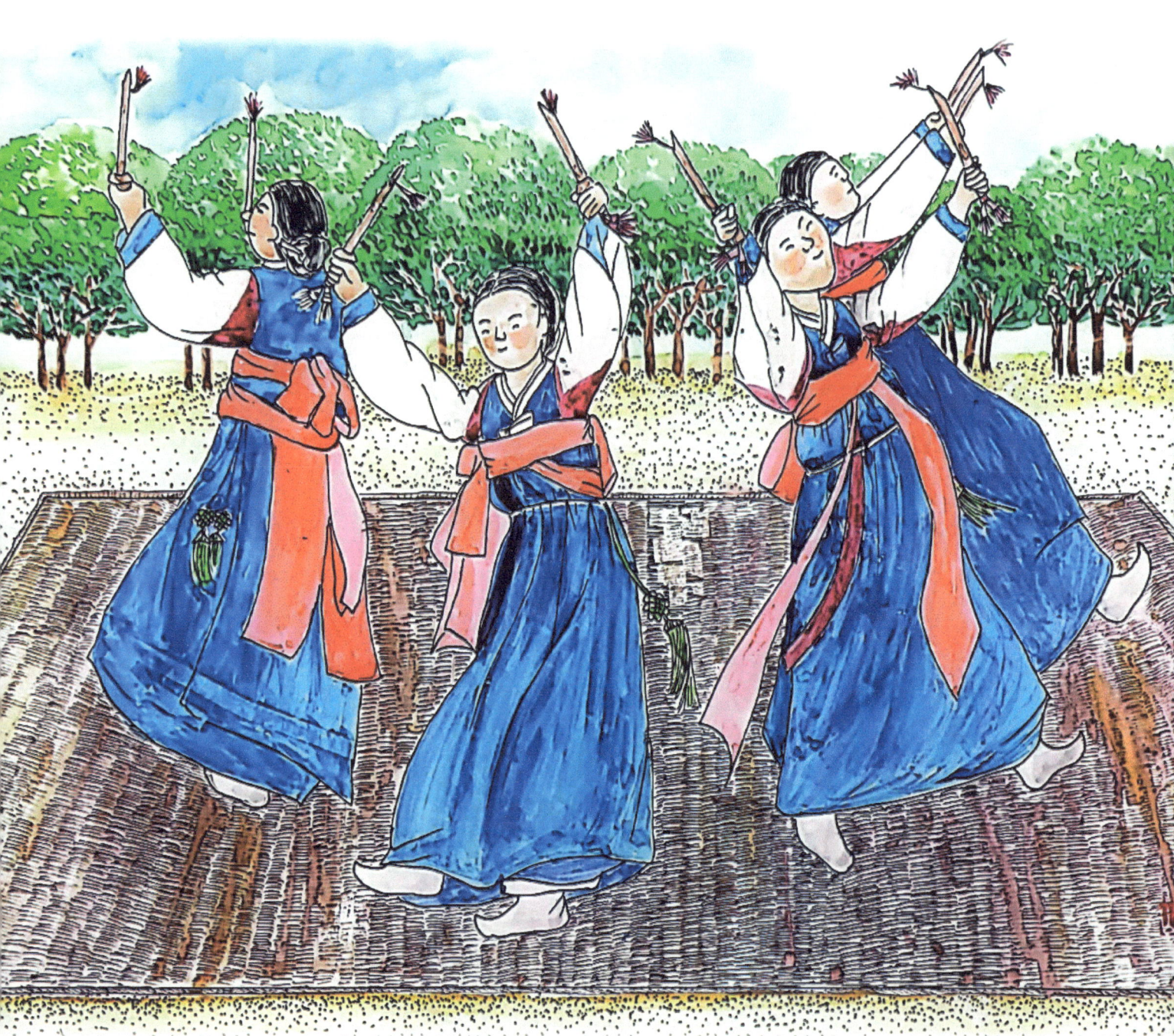

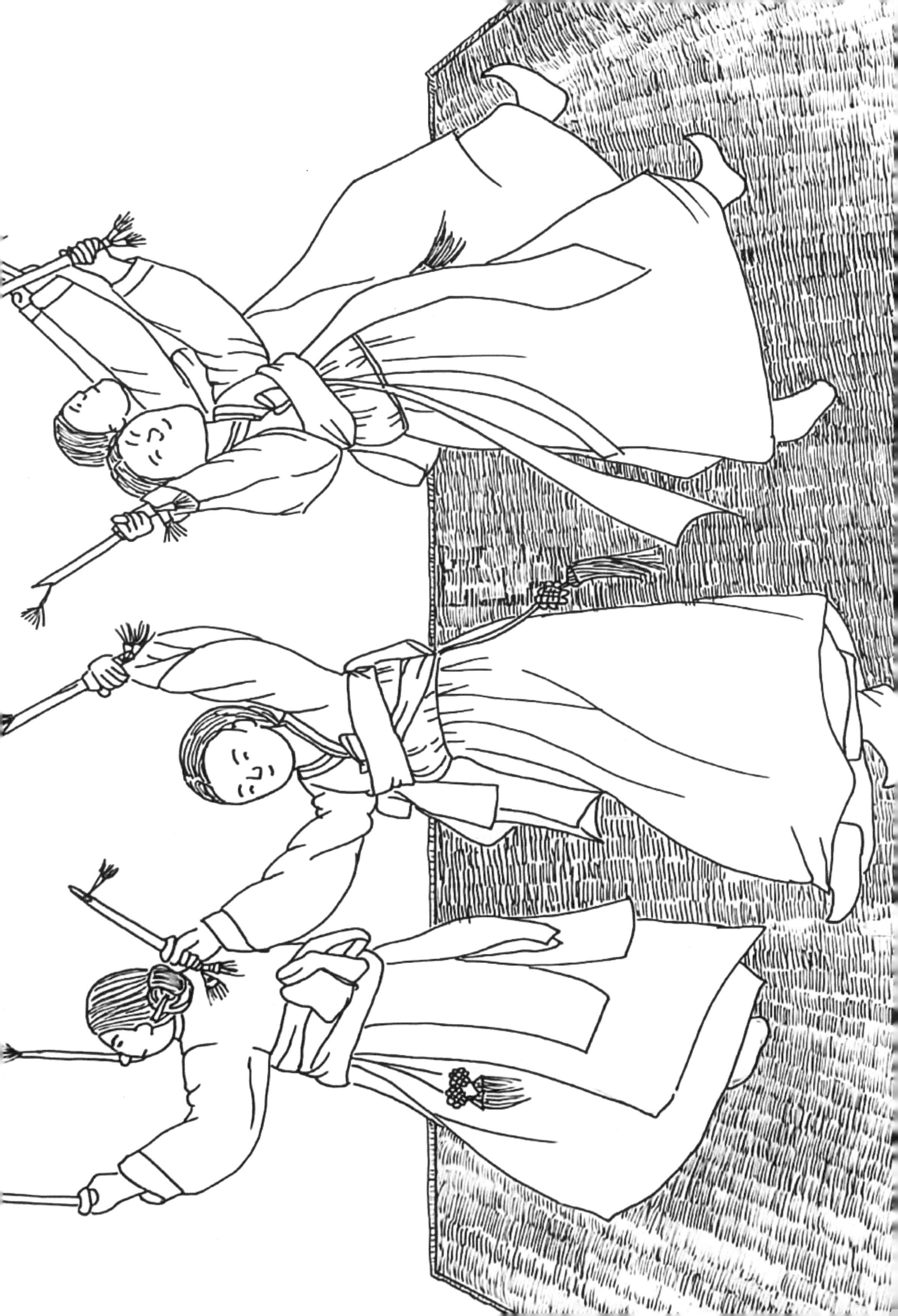

17. 말 타기 놀이

아이들이 학교 쉬는 시간이나 동네에서 간단한 놀이도구 없이 모여 즐기는 말 타기 놀이를 그렸습니다. 말을 탄 아이들은 즐겁게 노는 반면, 말이 된 아이들은 힘이 들지만 서로 의지하며 놀이를 즐깁니다. "가위, 바위, 보!"를 외치며 빨리 이기는 것이 이 놀이의 목표입니다.

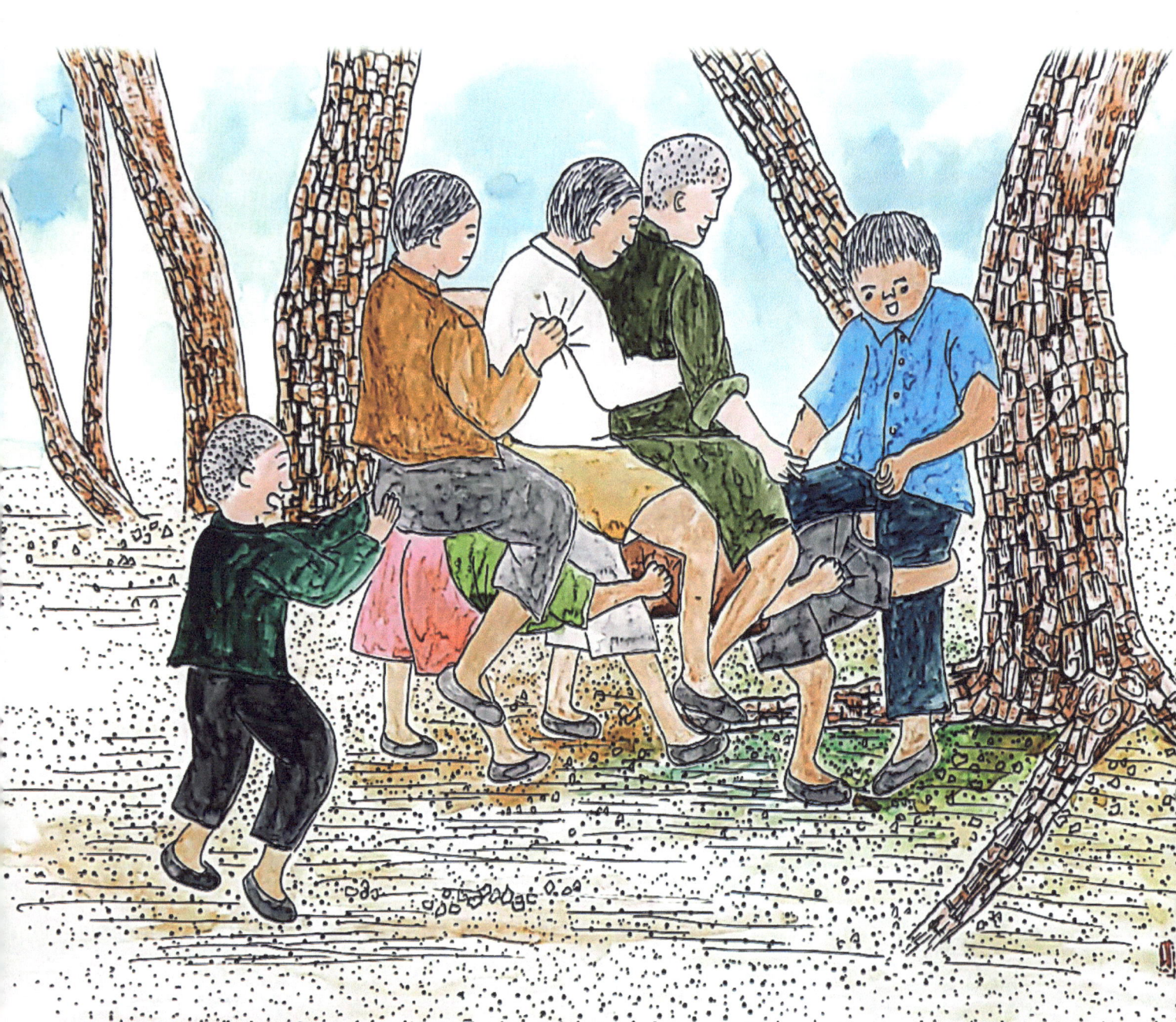

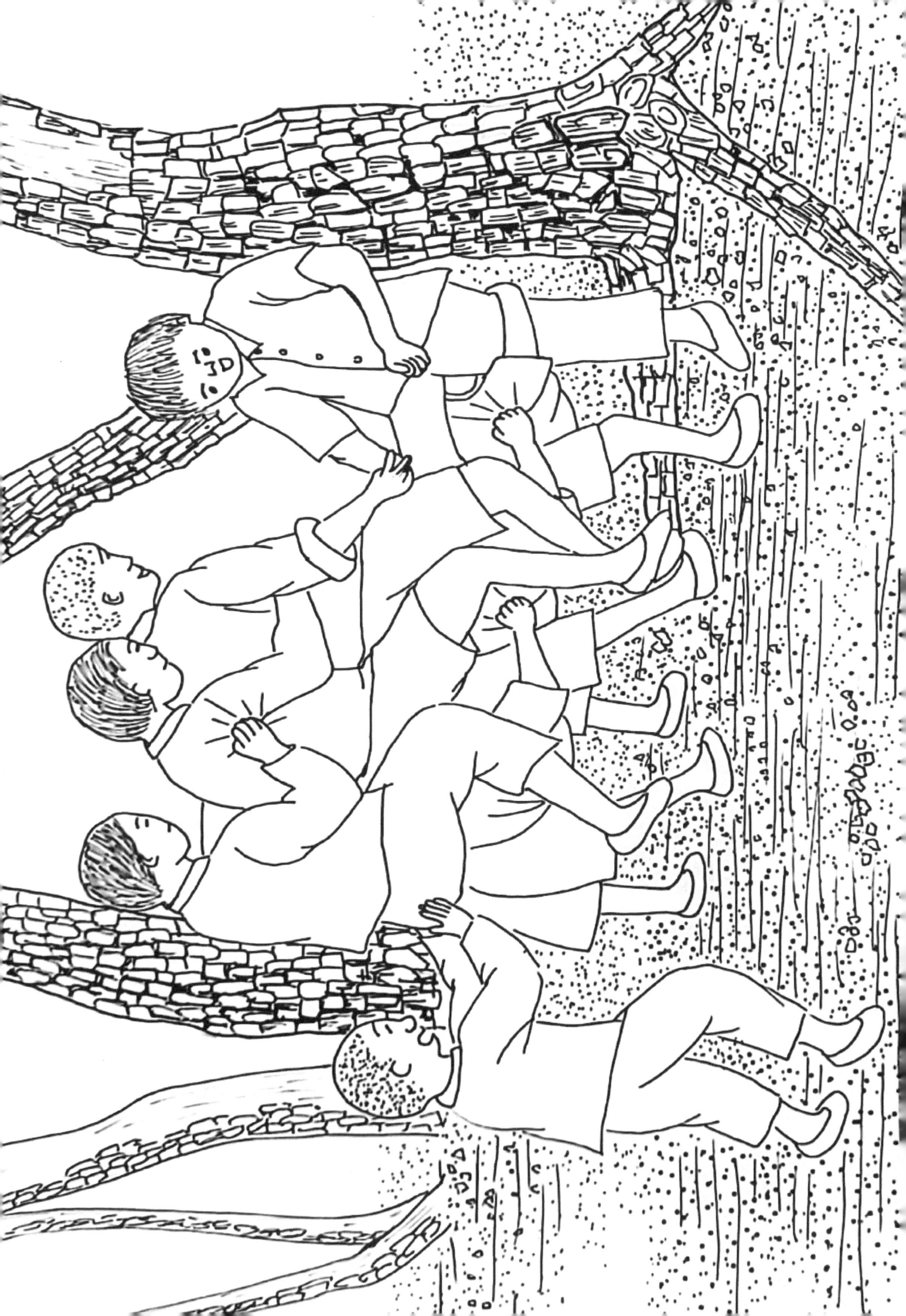

18. 겨울 썰매타기

겨울에 할 수 있는 놀이로, 얼음판 위에서 친구들과 함께 썰매를 타며 신나게 노는 아이들의 모습이 그려져 있습니다. 아이들은 썰매에서 미끄러져도 씩씩하게 일어나 다시 달리는 모습으로 겨울의 즐거움을 만끽합니다.

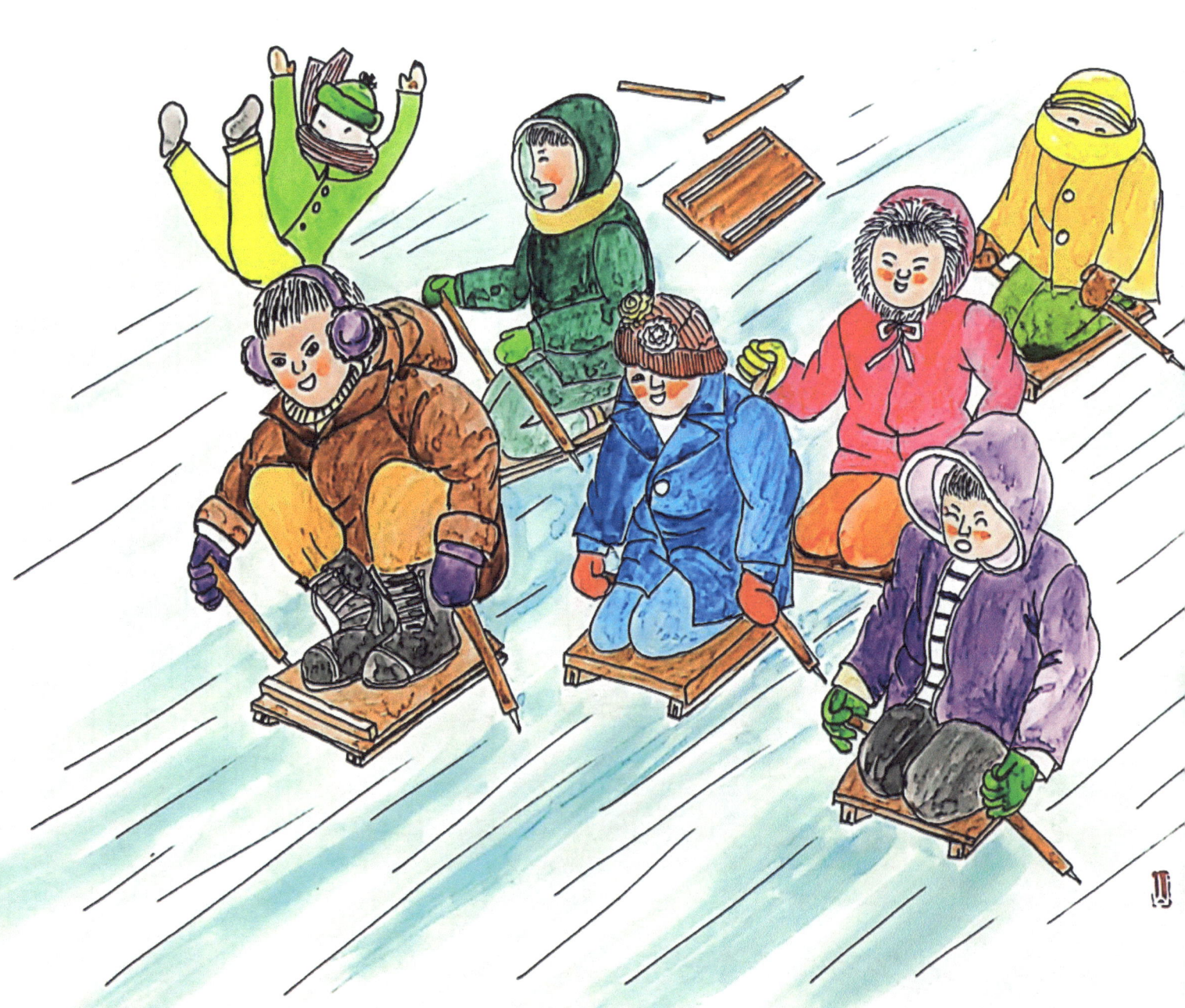

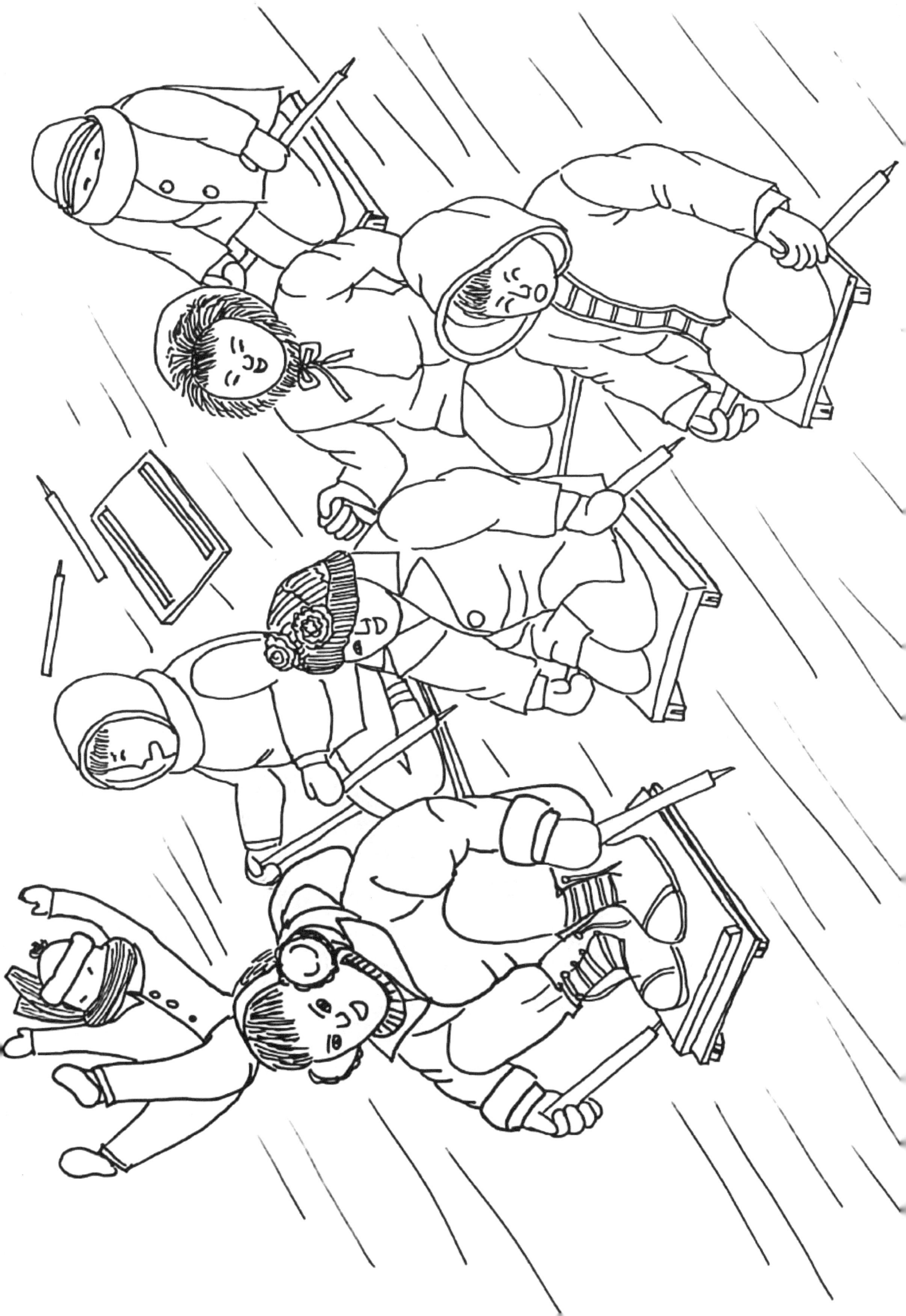

19. 은율탈춤

중요무형문화재 제 61호인 은율탈춤의 사자춤을 그렸습니다. 사자춤은 사자를 이용하여 불량스러운 인물을 벌하기보다는 춤을 추며 무대를 장식합니다. 은율탈춤에서 사자는 세 명의 사람이 들어가지만, 이 그림에서는 두 명의 사람으로 표현되었습니다.

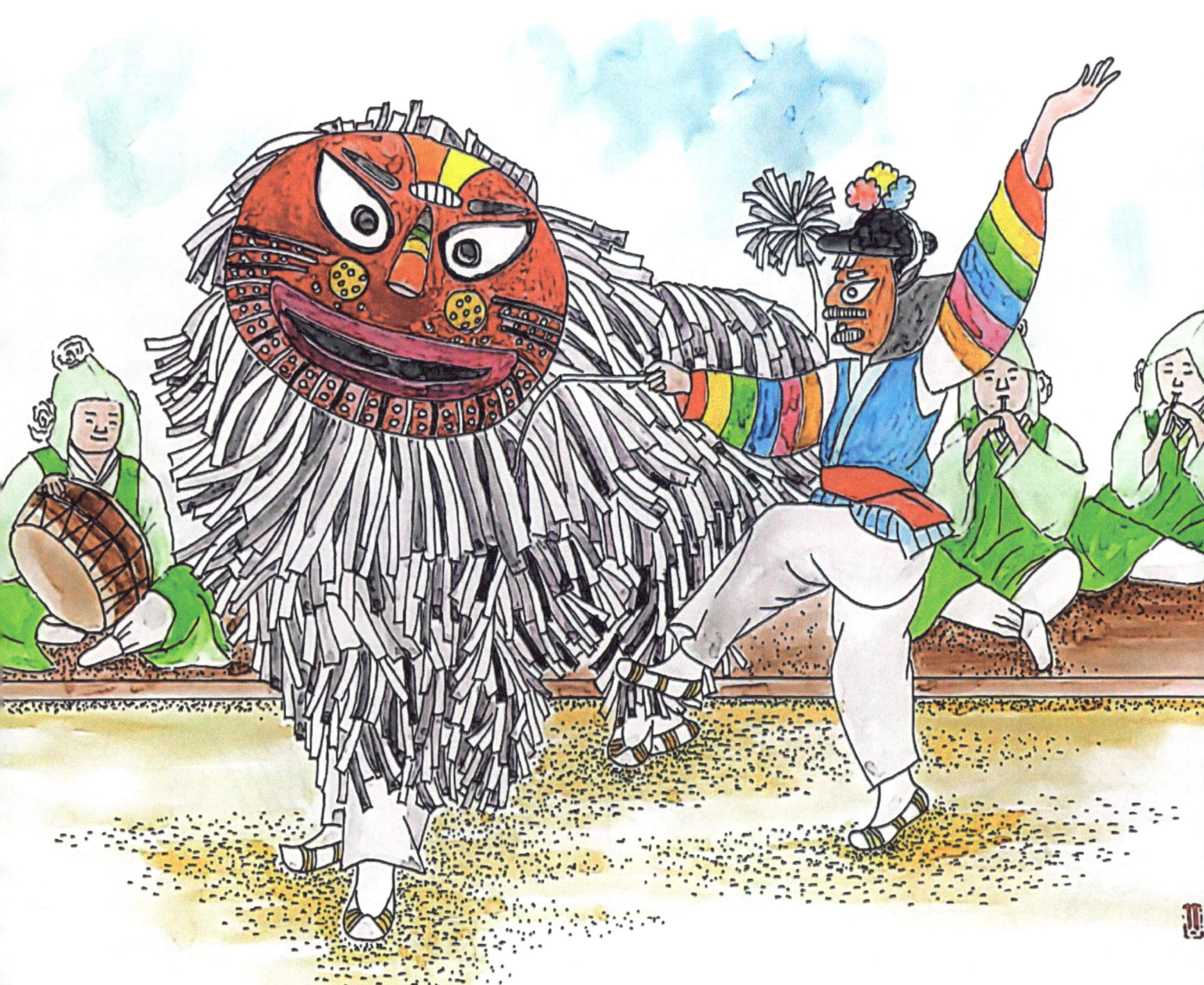

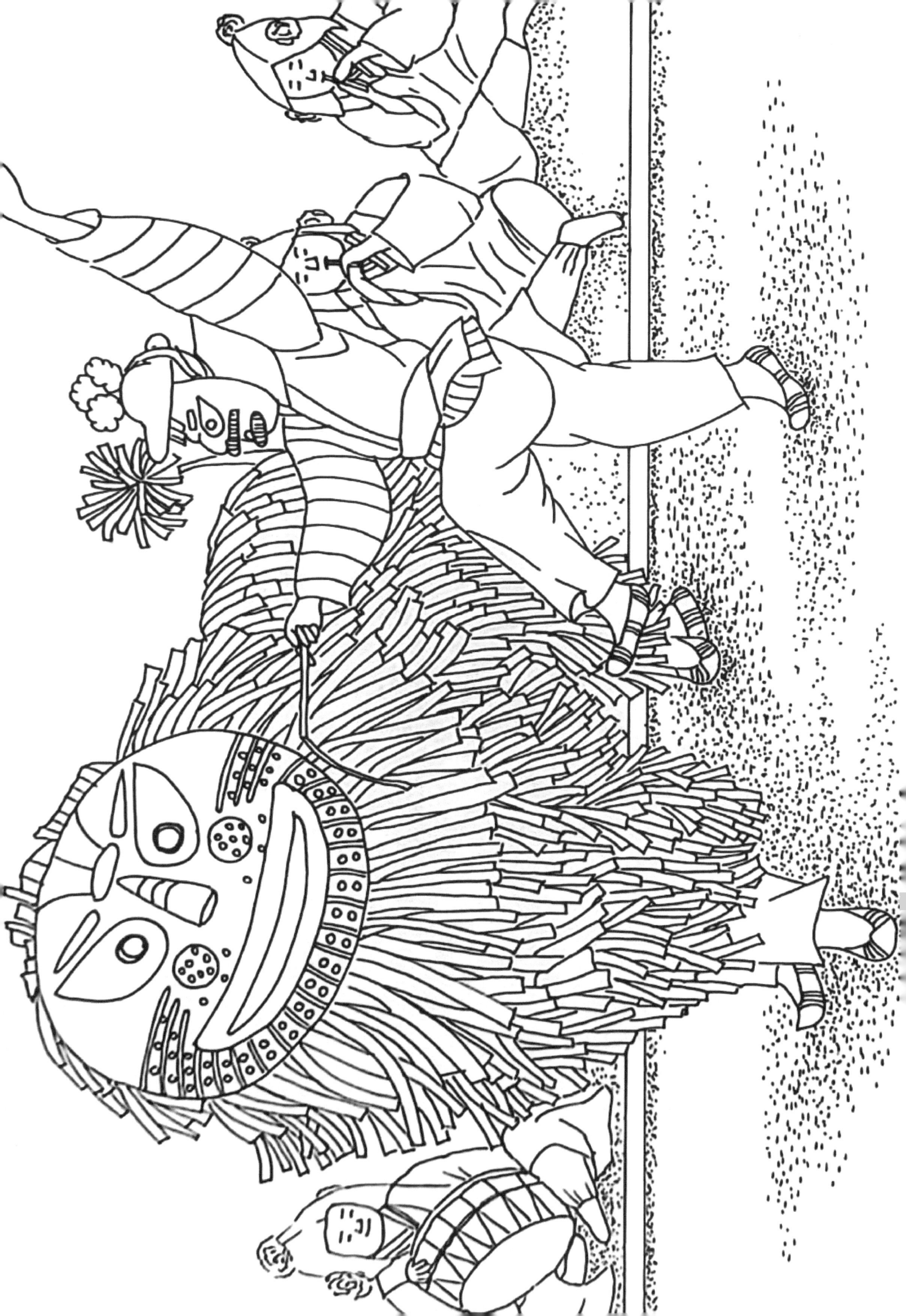

20. 황해도 탈춤

19세기 말에서 20세기 초에 전성기를 이룬 황해도 지방의 유명한 탈놀이를 그렸습니다. 이 탈춤은 양반과 노승에 대한 풍자와 해학이 담긴 춤으로, 특색 있는 다양한 춤사위로 엮여져 있습니다.

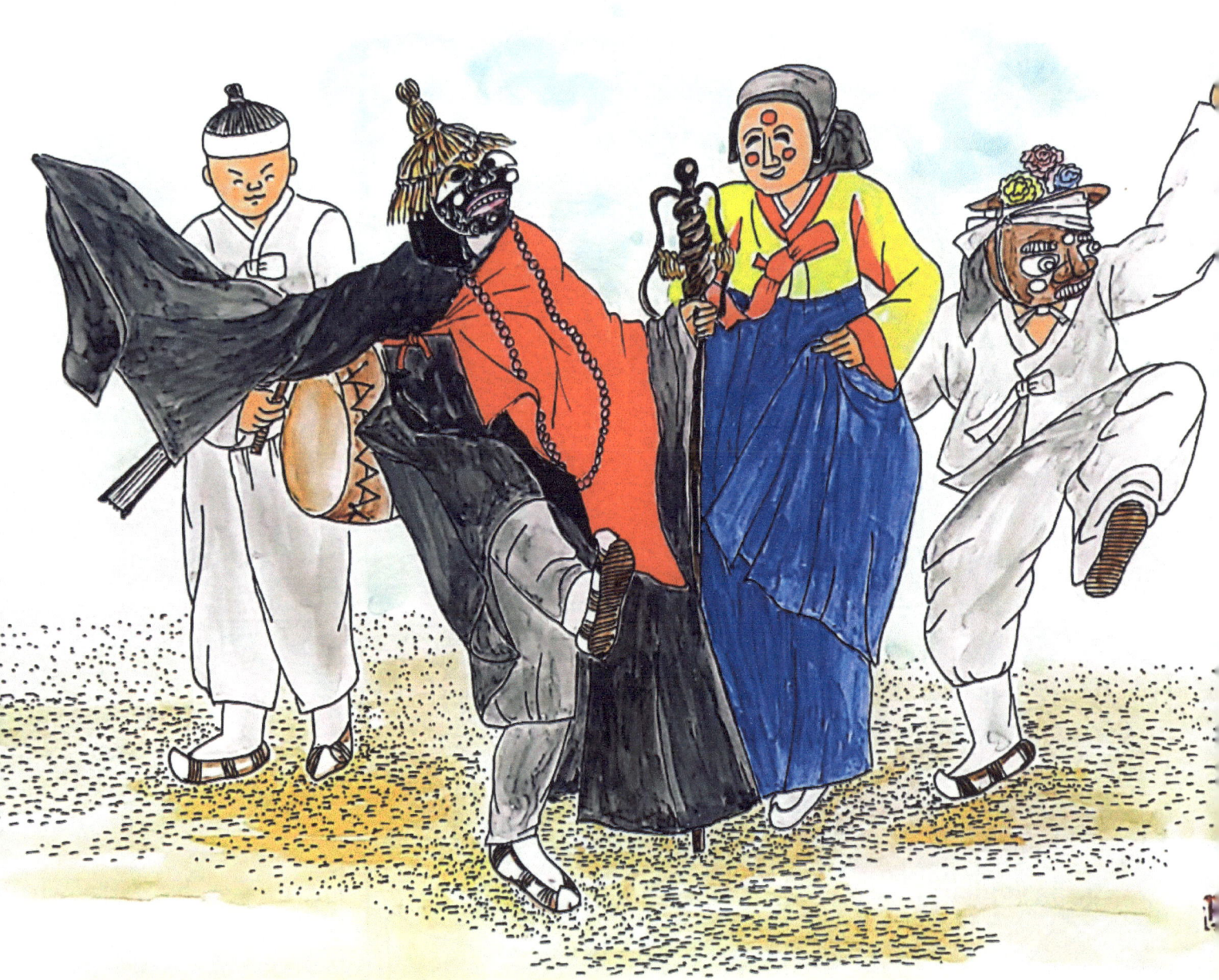

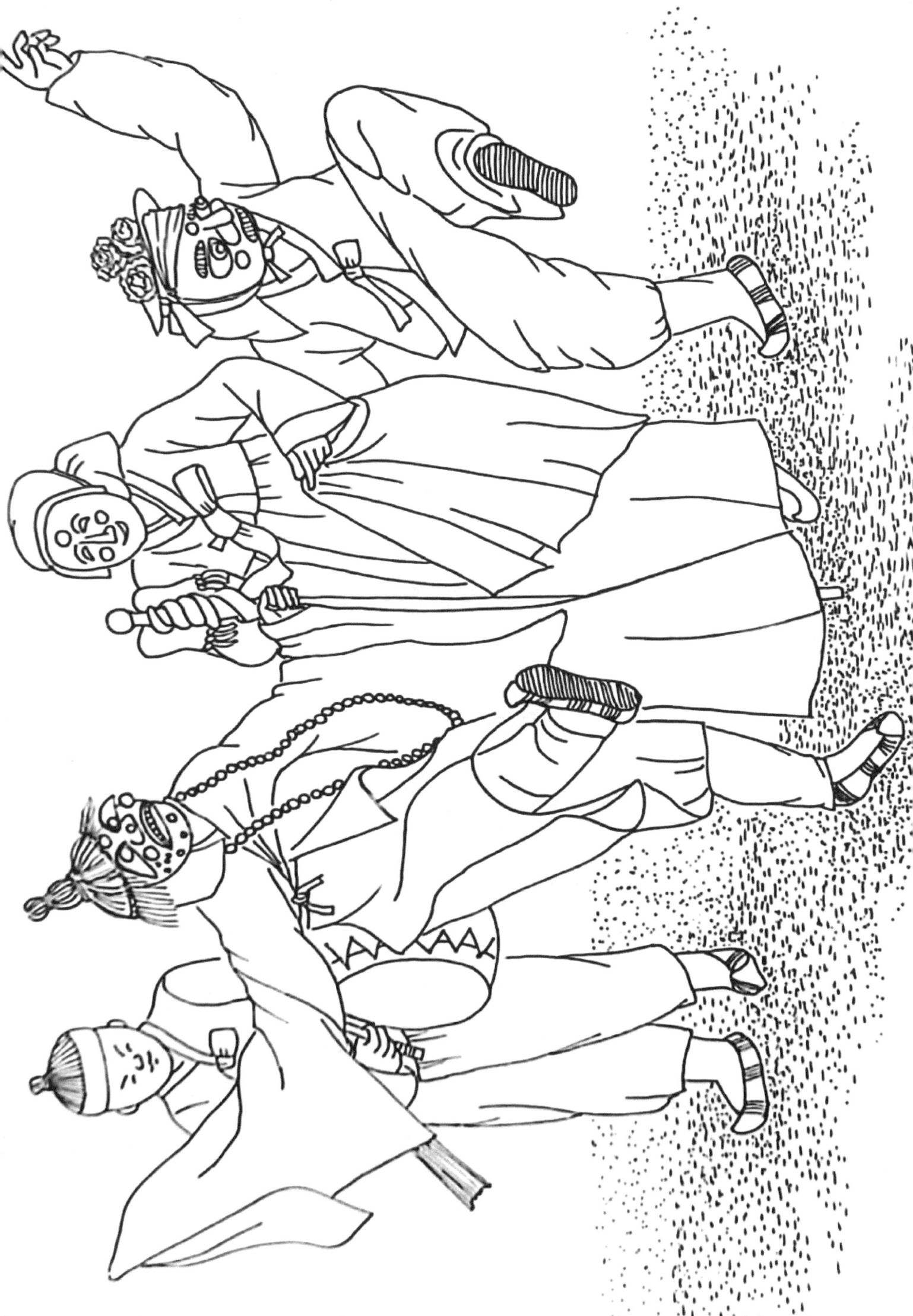

21. 안동 차전놀이

경상북도 안동 지역에서 행해지는 대동놀이 형식의 편싸움을 그렸습니다. 이 중요무형문화재로 지정된 놀이는 동서로 편을 갈라 수백 명의 장정들이 서로 밀어붙여 상대방을 땅에 닿게 하여 승패를 겨루는 놀이입니다. 이 편싸움은 지역 공동체의 결속력과 전통을 보여주는 중요한 문화적 행사로 여겨집니다.

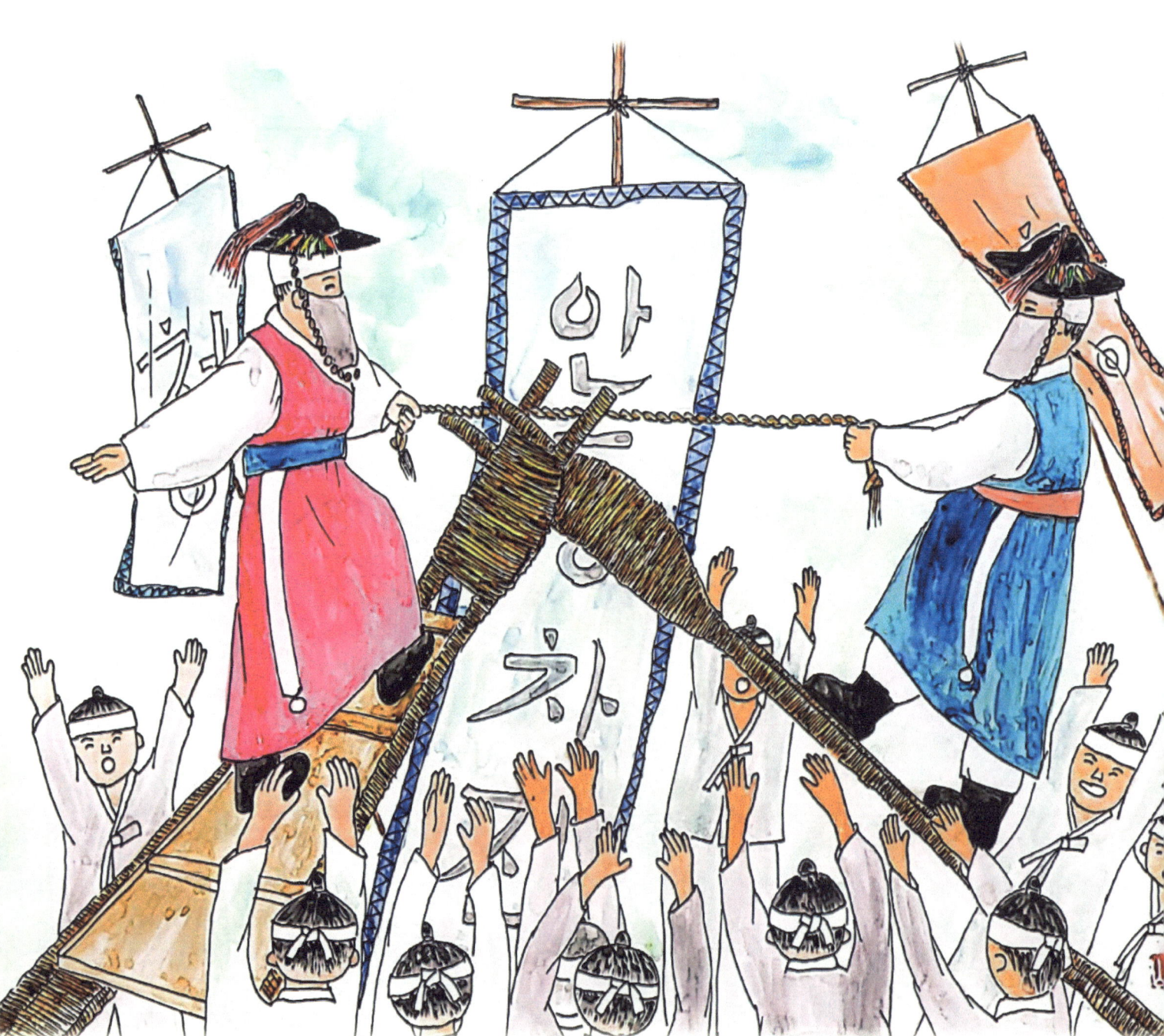

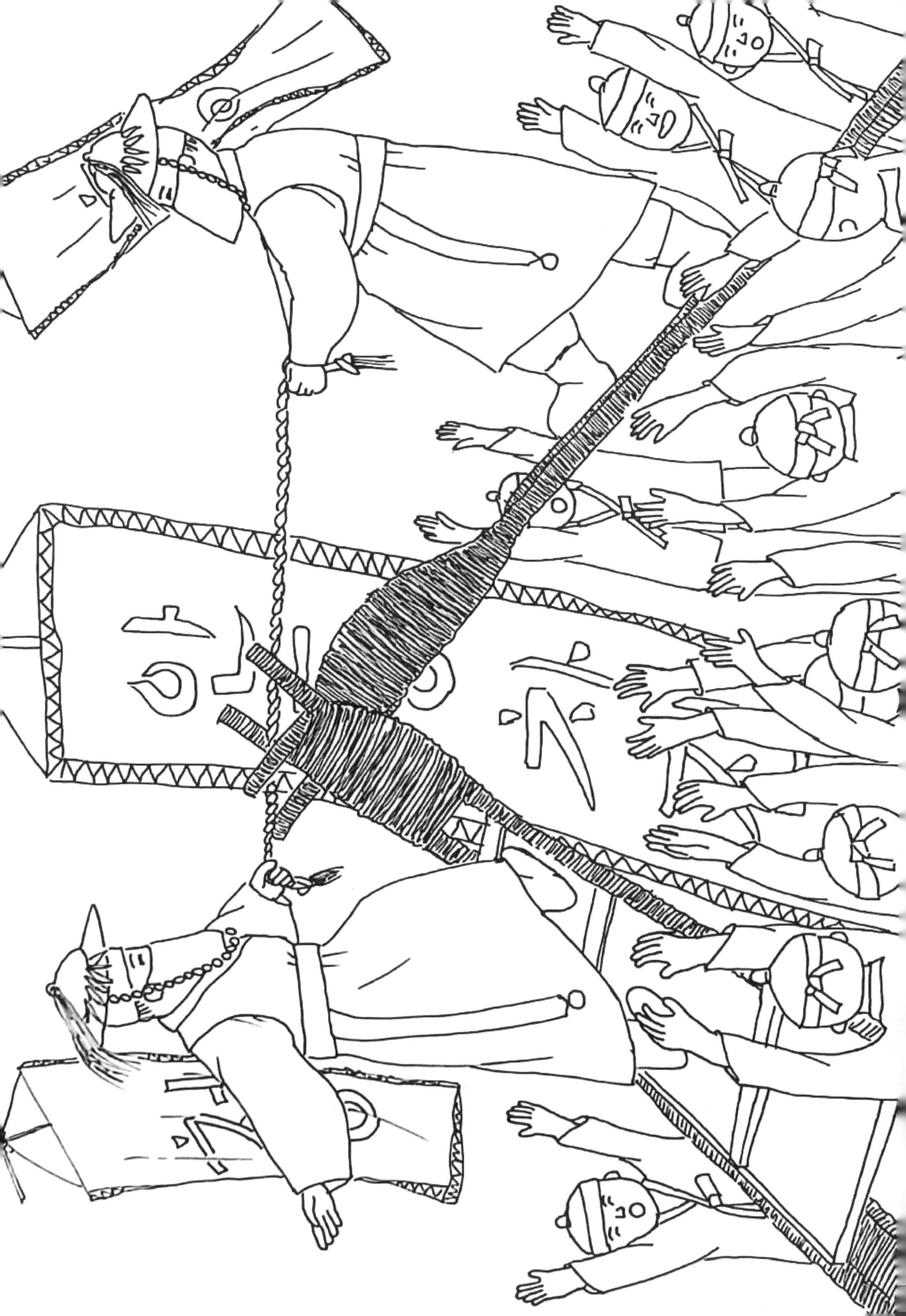

22. 탈춤

연희자들이 탈을 쓰고 재담과 춤으로 극적인 장면을 연출하는 전통 예술인 탈춤을 그렸습니다. 탈춤의 춤사위는 남성다운 씩씩함과 패기를 표현하며, 한국 고유의 문화와 예술성을 나타냅니다.

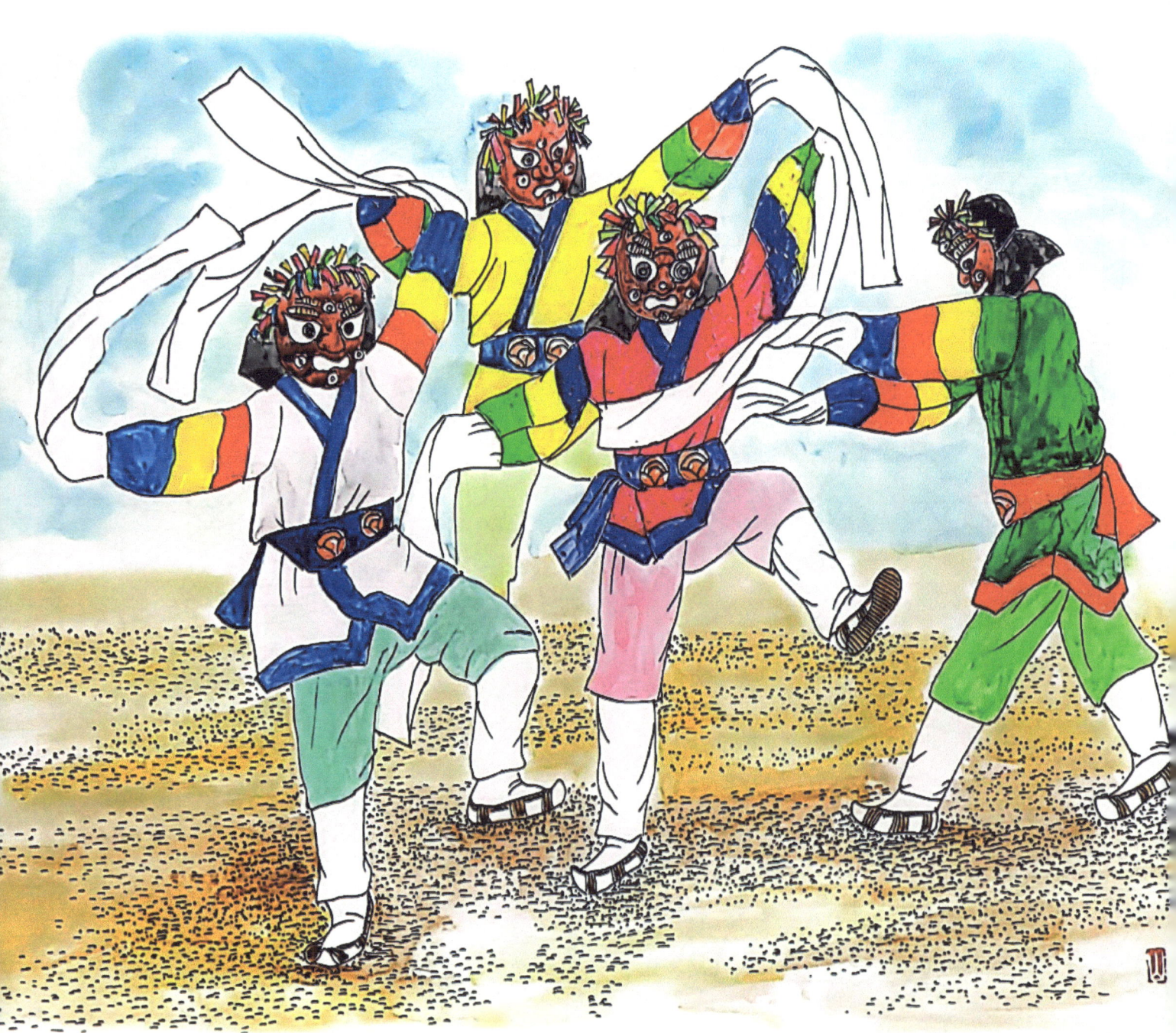

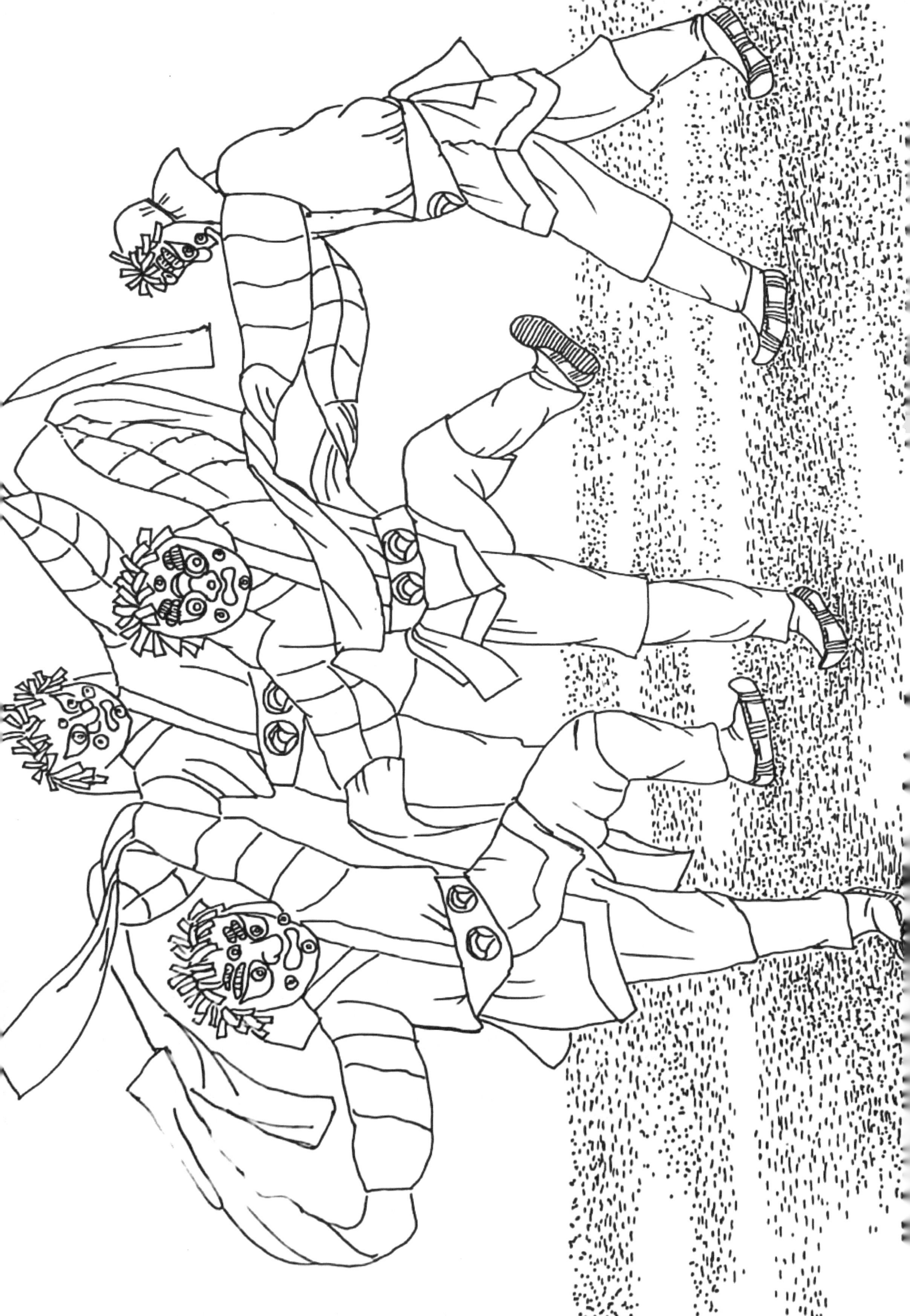

23. 동래 학춤

부산 동래지방에서 전승되는 학춤을 그렸습니다. 이 무형문화재는 주로 정월대보름날 줄다리기를 할 때 추어진 춤으로, 갓을 쓴 춤꾼이 학이 날개를 폈다 오므리는 등의 다양한 동작으로 학의 우아함을 표현합니다.

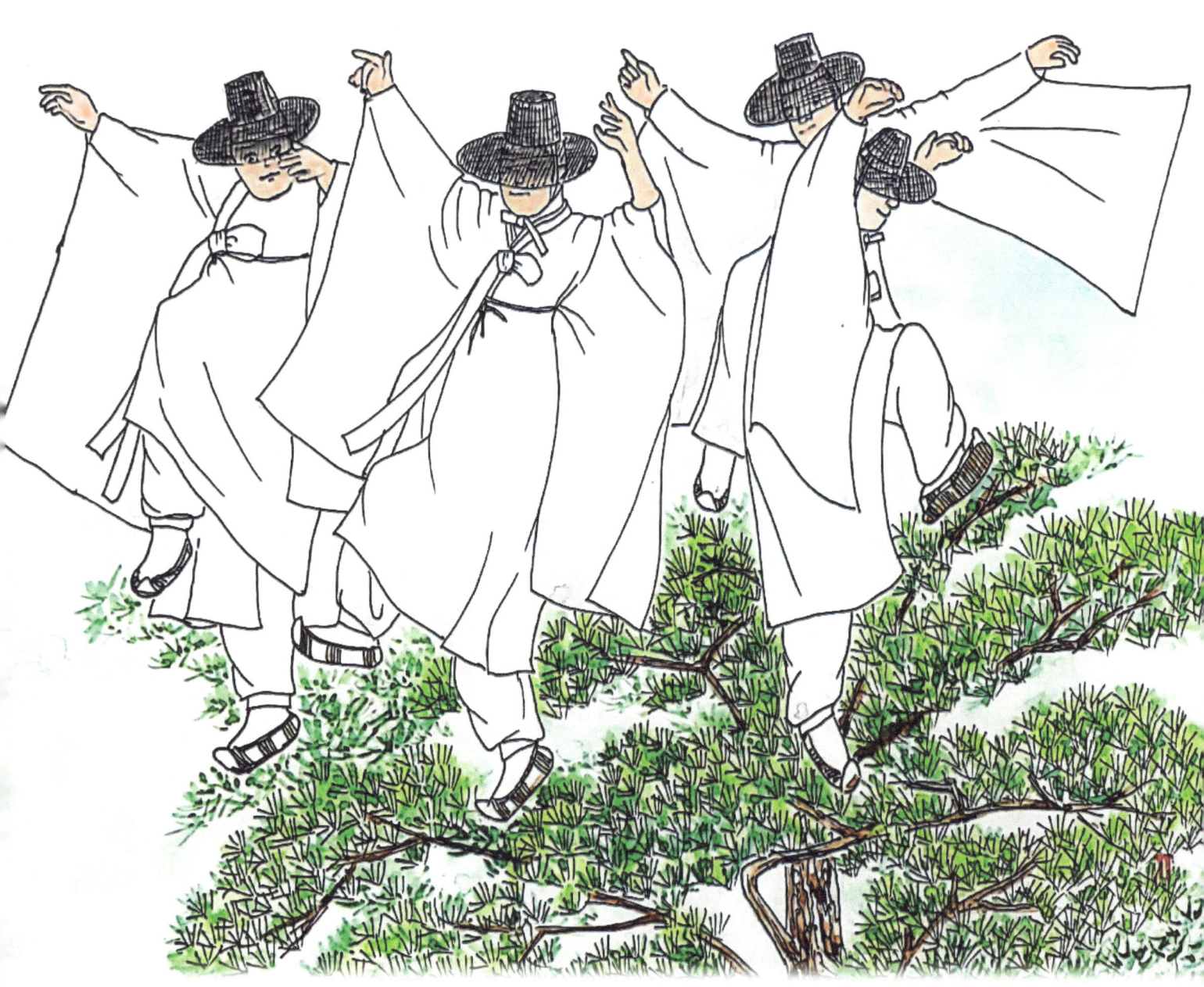

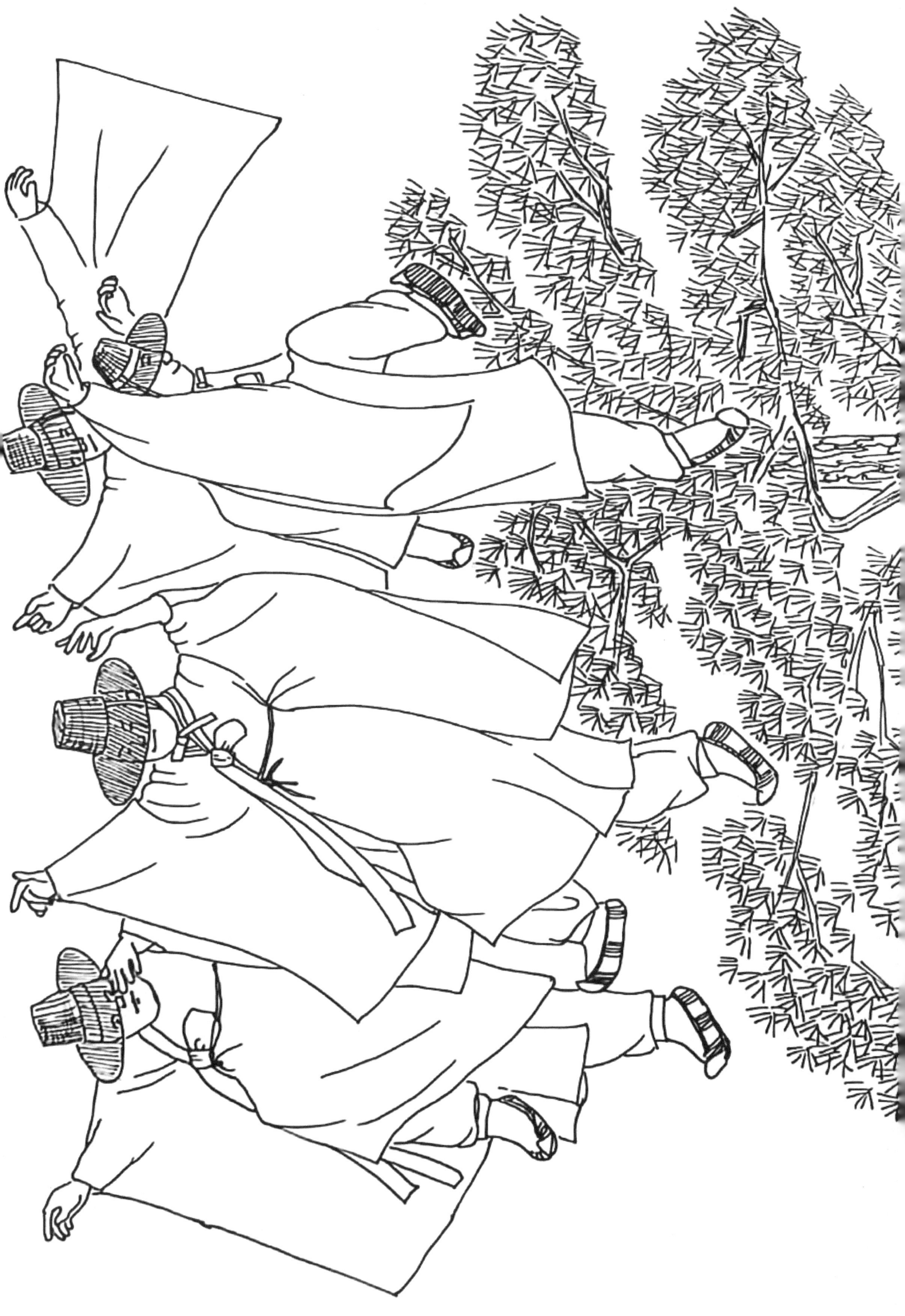

24. 시장의 풍경

가난했던 시절 어머니들이 시장에서 생활의 현장을 이끌며 집안을 꾸려 가는 모습을 그렸습니다. 어머니들은 가장의 역할도 하며, 저마다의 일상을 살아가는 삶의 터전에서 사람들의 이야기가 있는 곳을 상징합니다.

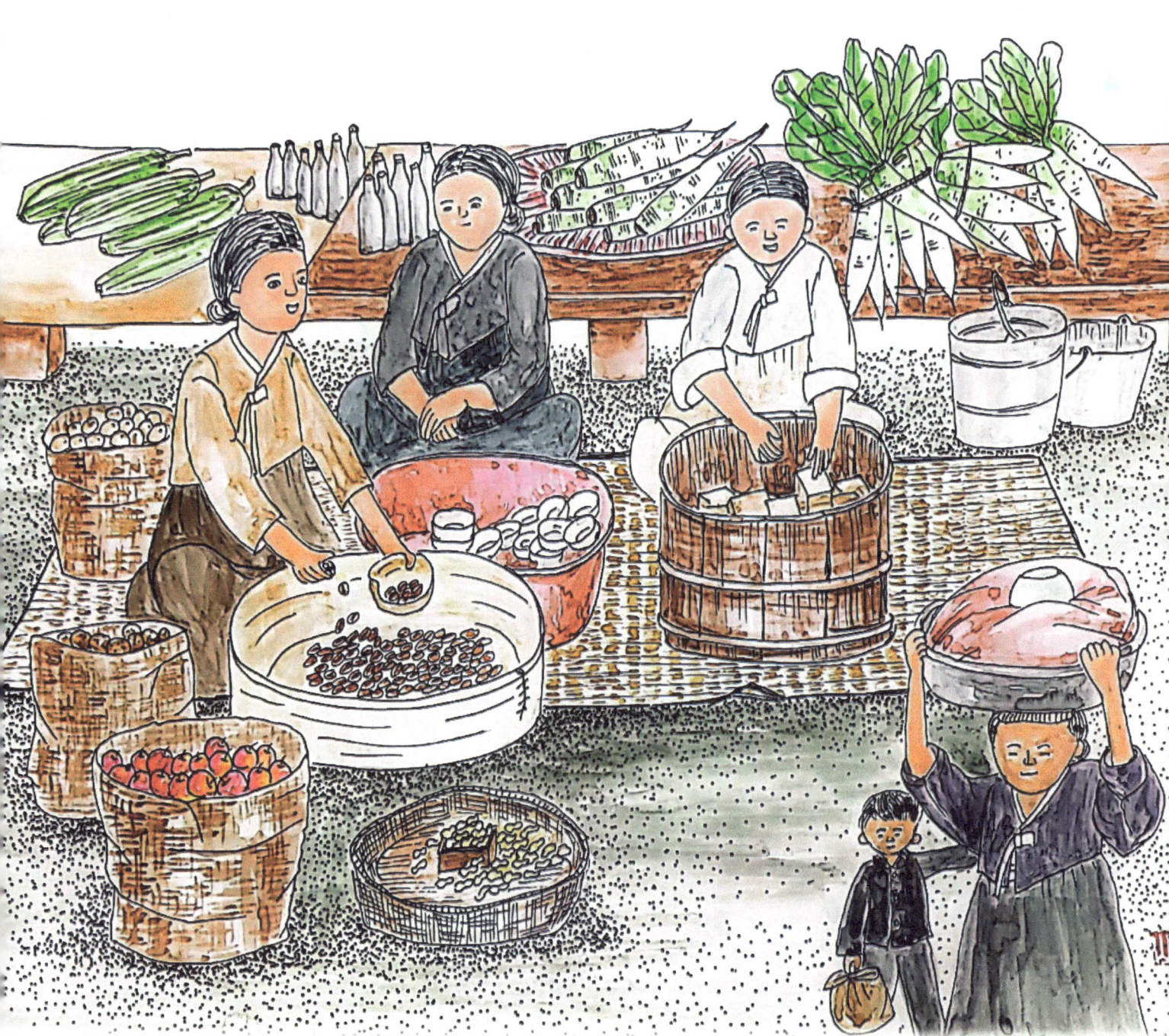

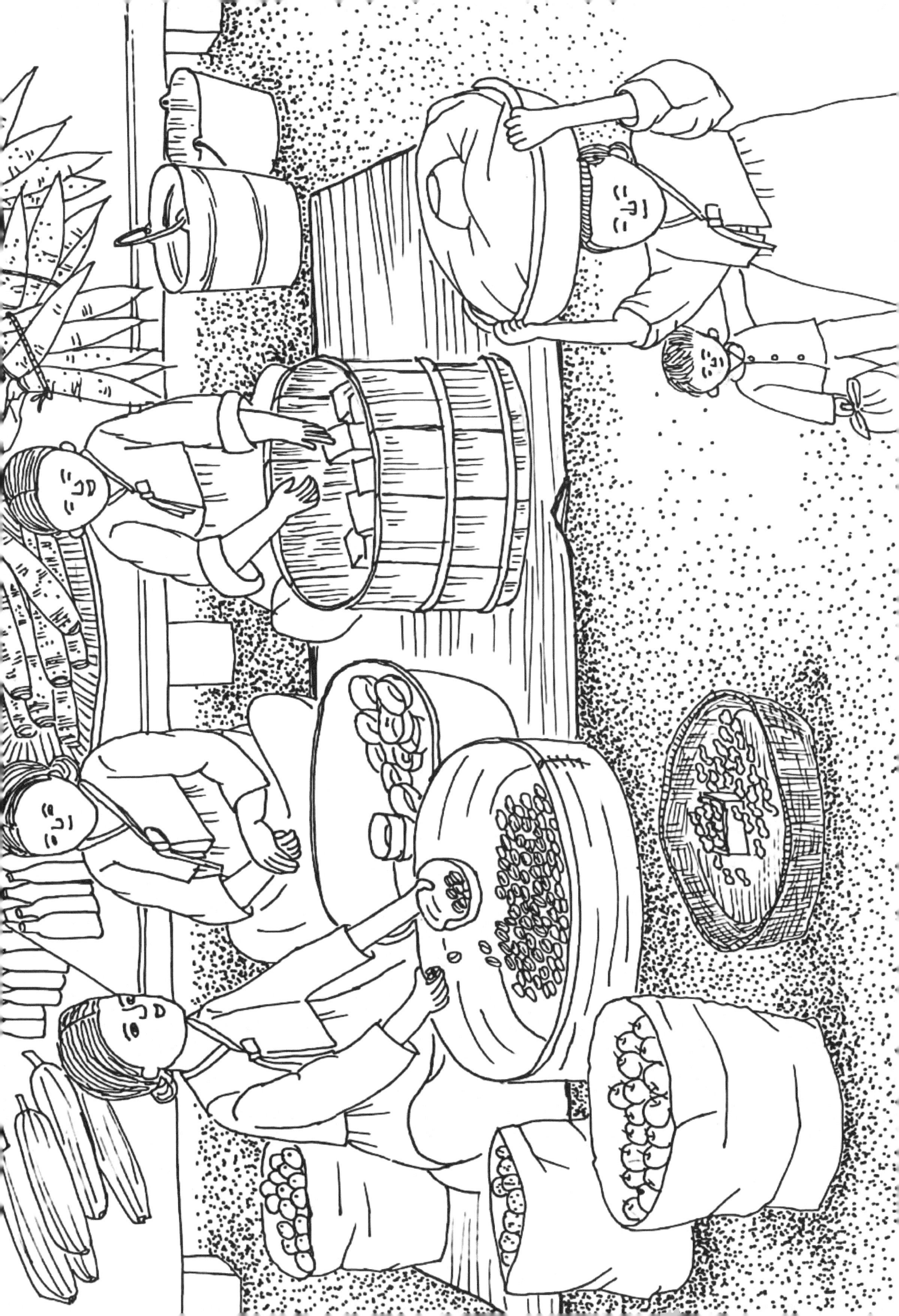

25. 물 긷는 소녀들

공동수도가 없어 냇가에서 생활에 필요한 물을 길어다 써야 했던 시절, 동네 골목길에서 어린 소녀들이 물동이를 이고 물지게를 지고 나르는 모습은 일상적인 풍경이었습니다. 이 그림은 과거의 생활상을 생생하게 전달합니다.

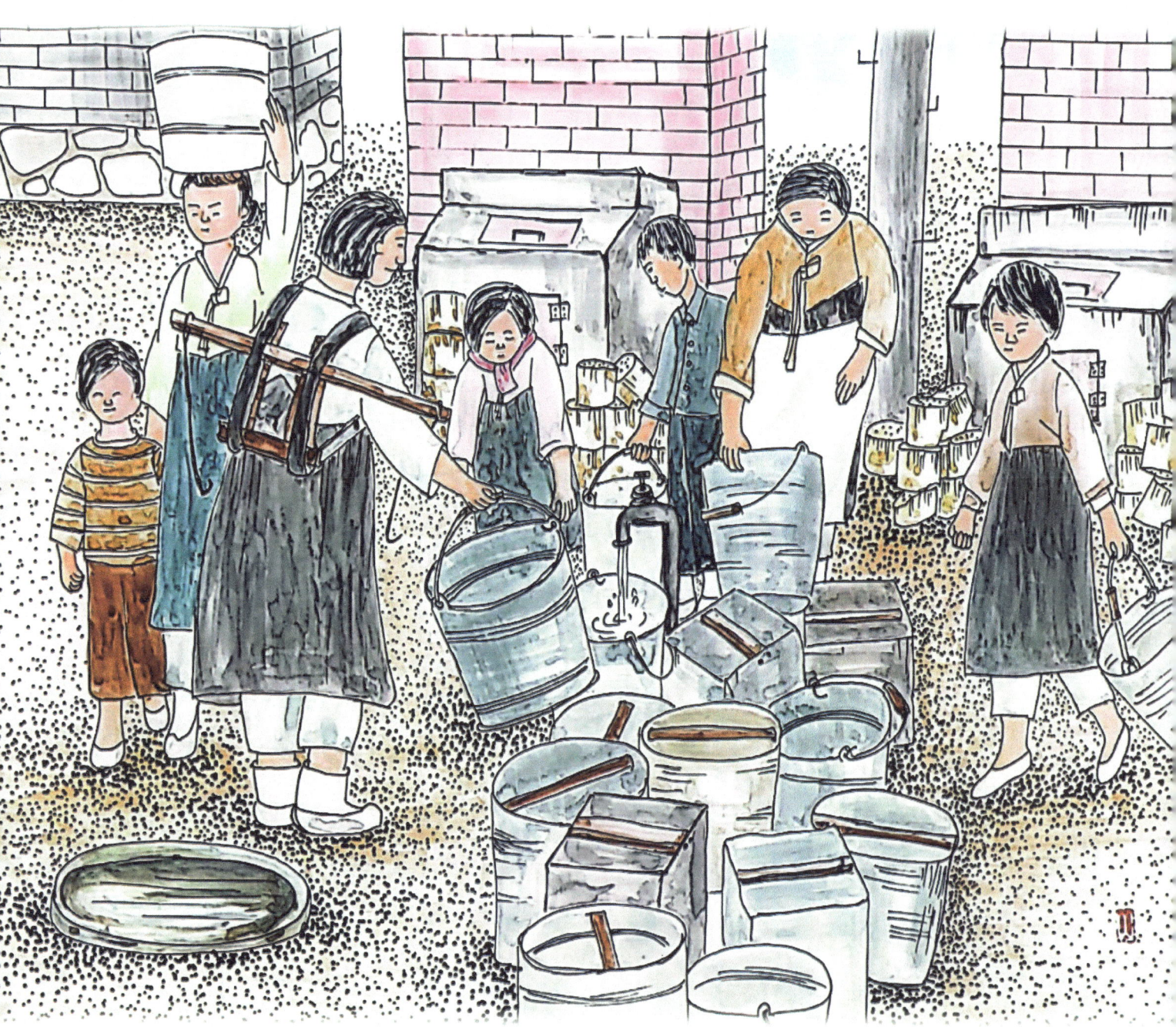

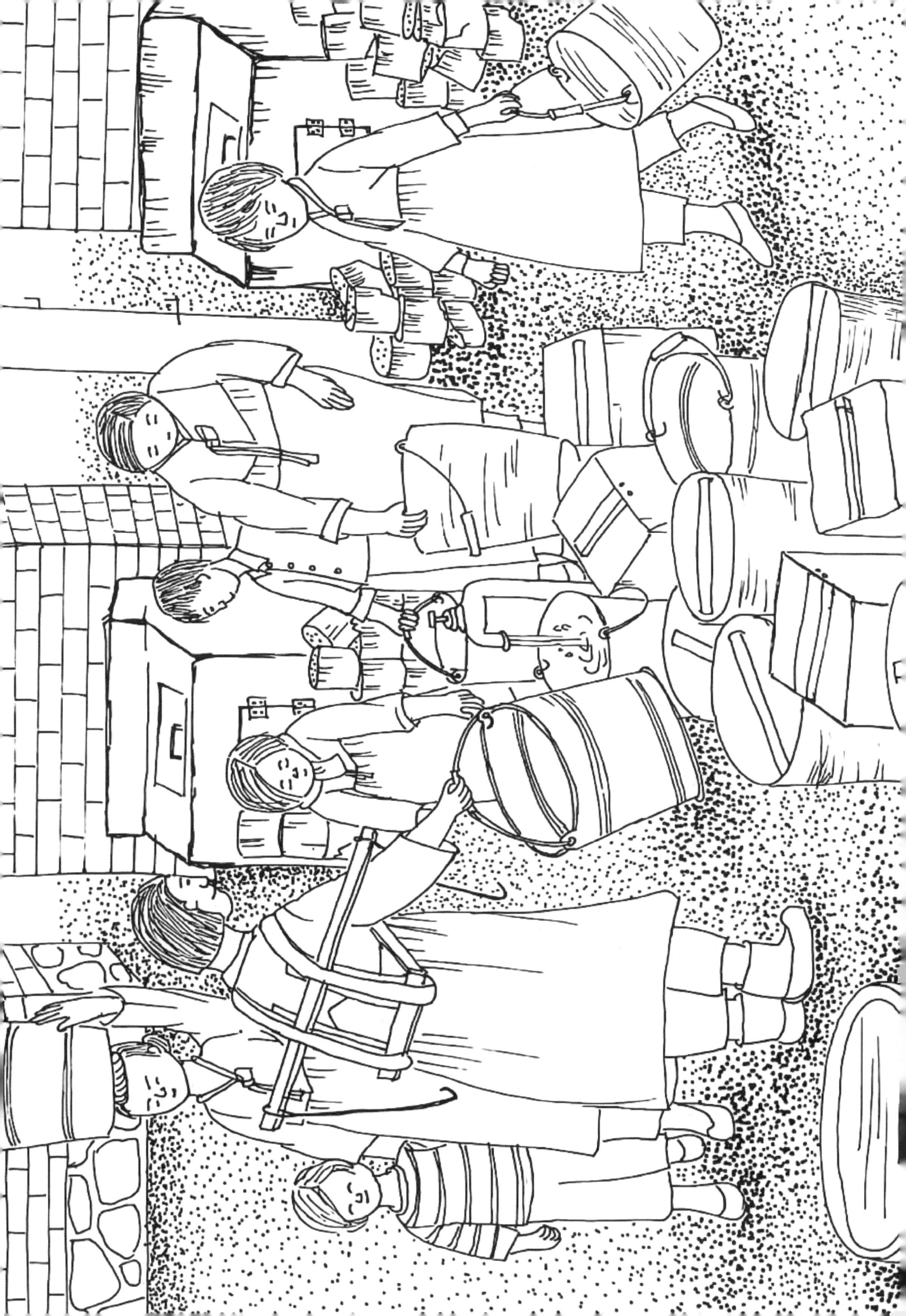

26. 널뛰기

음력 정초, 5월 단오, 8월 한가위 등 큰 명절 때 부녀자들이 즐기는 널뛰기 놀이를 그렸습니다. 널빤지 한복판의 밑을 괴어 중심을 잡고, 높이 올라가며 담장 밖 세상을 살피곤 했다고 전해집니다. 이 놀이는 여성들의 창의성과 용기를 나타내는 상징적인 장면입니다.

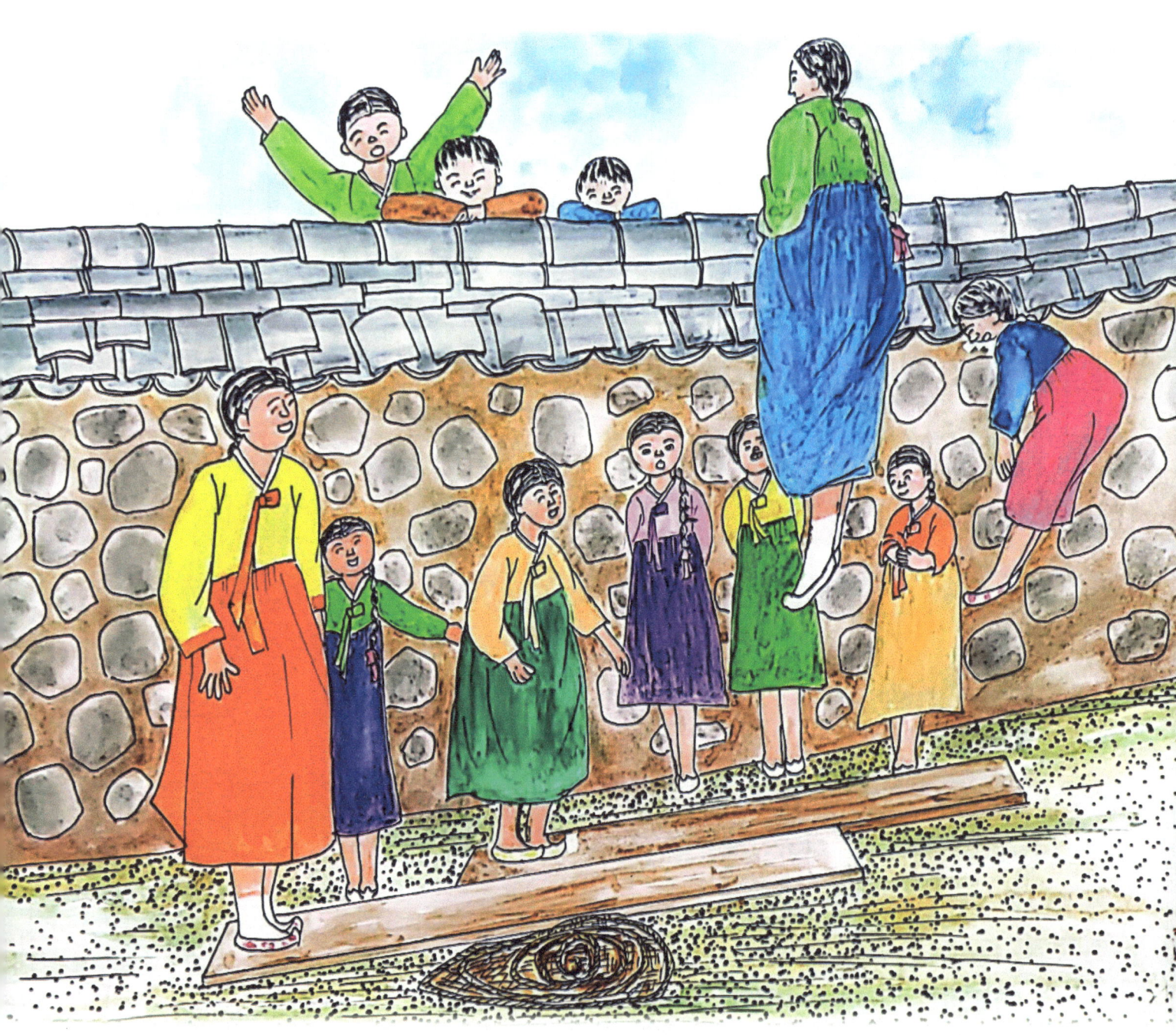

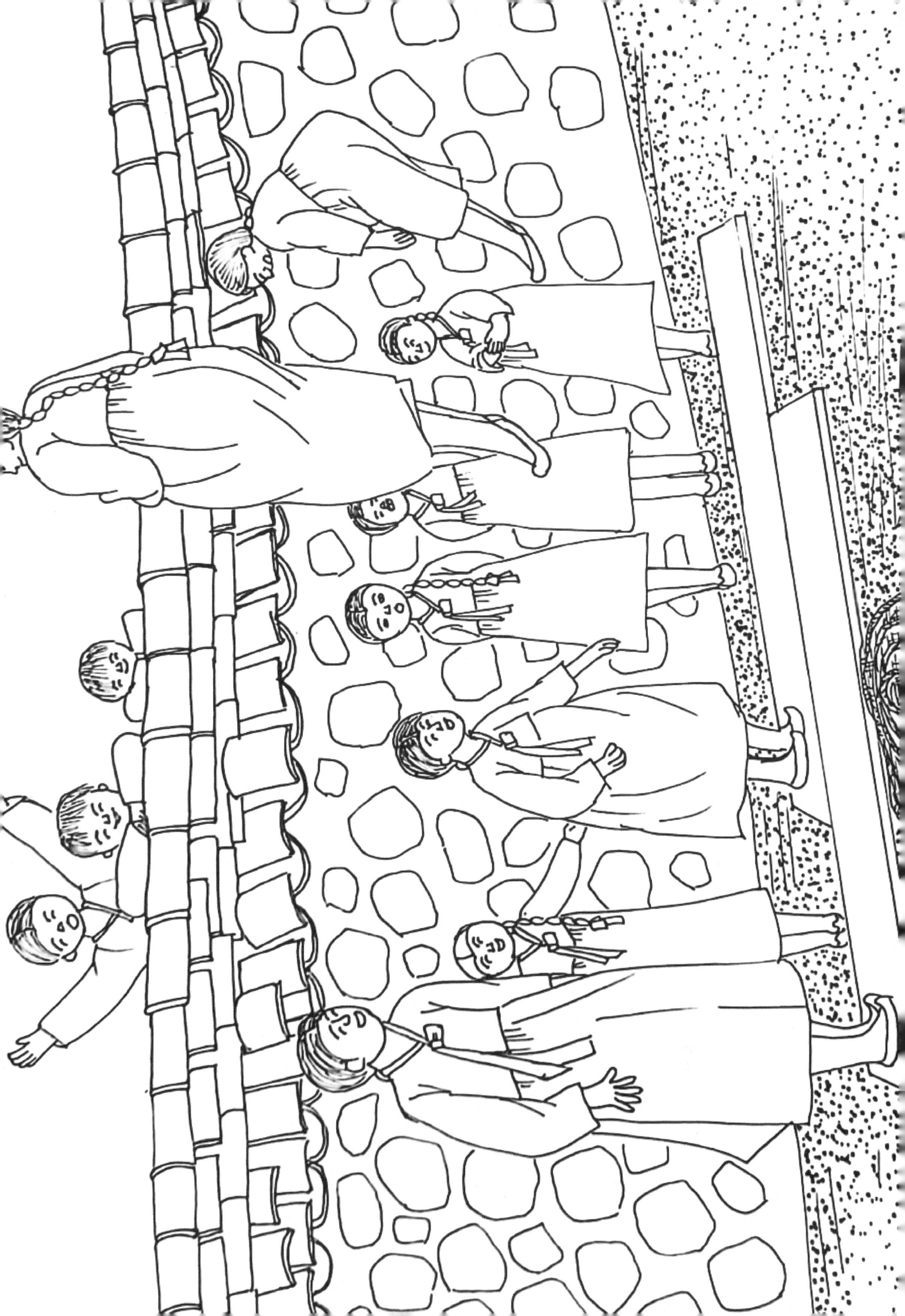

27. 사물놀이

1978년에 창작된 현대 국악인 사물놀이를 그렸습니다. 사물(四物) 즉, 꽹과리, 징, 장구, 북을 중심으로 다양한 장단을 연주하며, 농촌의 제의나 유희수단으로 활용되어 마을차원의 결속력을 다지는 신명 나는 농악놀이입니다.

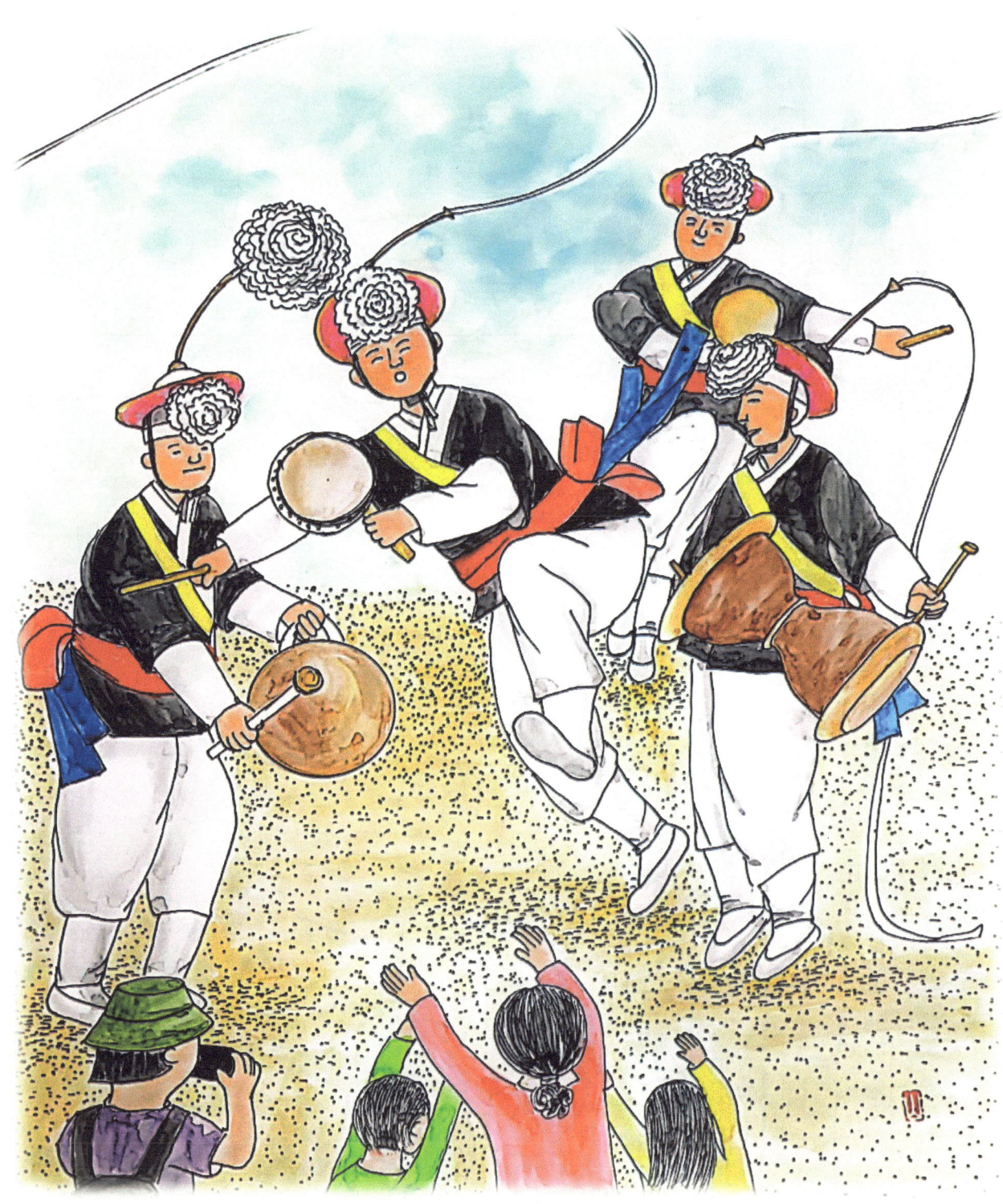

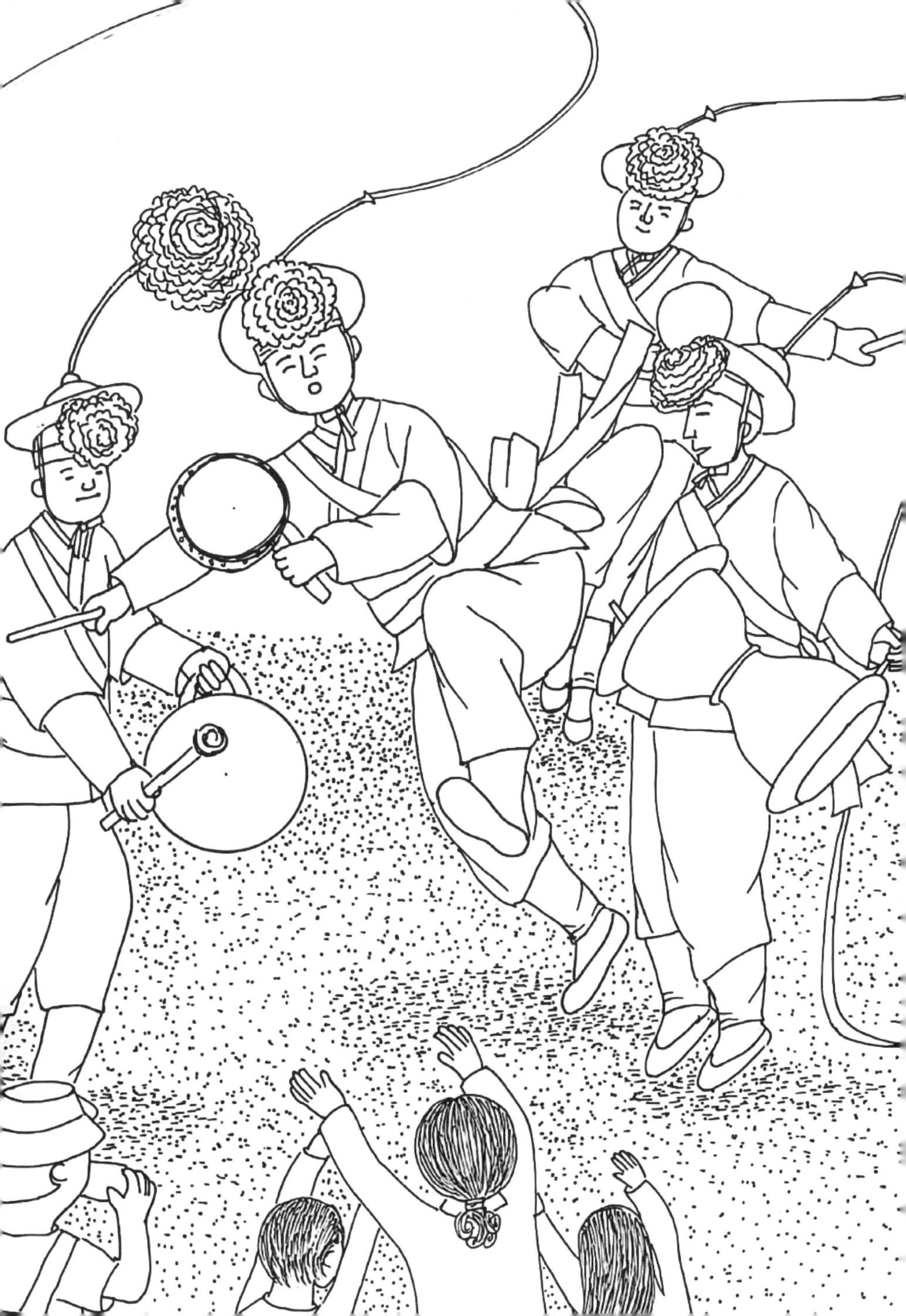

28. 꽃신과 나막신 이야기

옛날이야기에 나오는 꽃신을 파는 자식과 나막신을 파는 자식을 둔 부모의 이야기를 모티브로, 우산을 파는 아이에게 소나기가 반가운 날을 그렸습니다. 비닐우산은 그 시절 비 오는 날의 추억을 상징하며, 패션 우산과는 다른 특별한 의미를 지니고 있습니다. 이 그림은 날씨에 따라 변하는 삶의 모습과 각자의 소소한 기쁨을 담고 있어, 과거와 현재를 잇는 연결 고리로서의 의미를 가집니다.

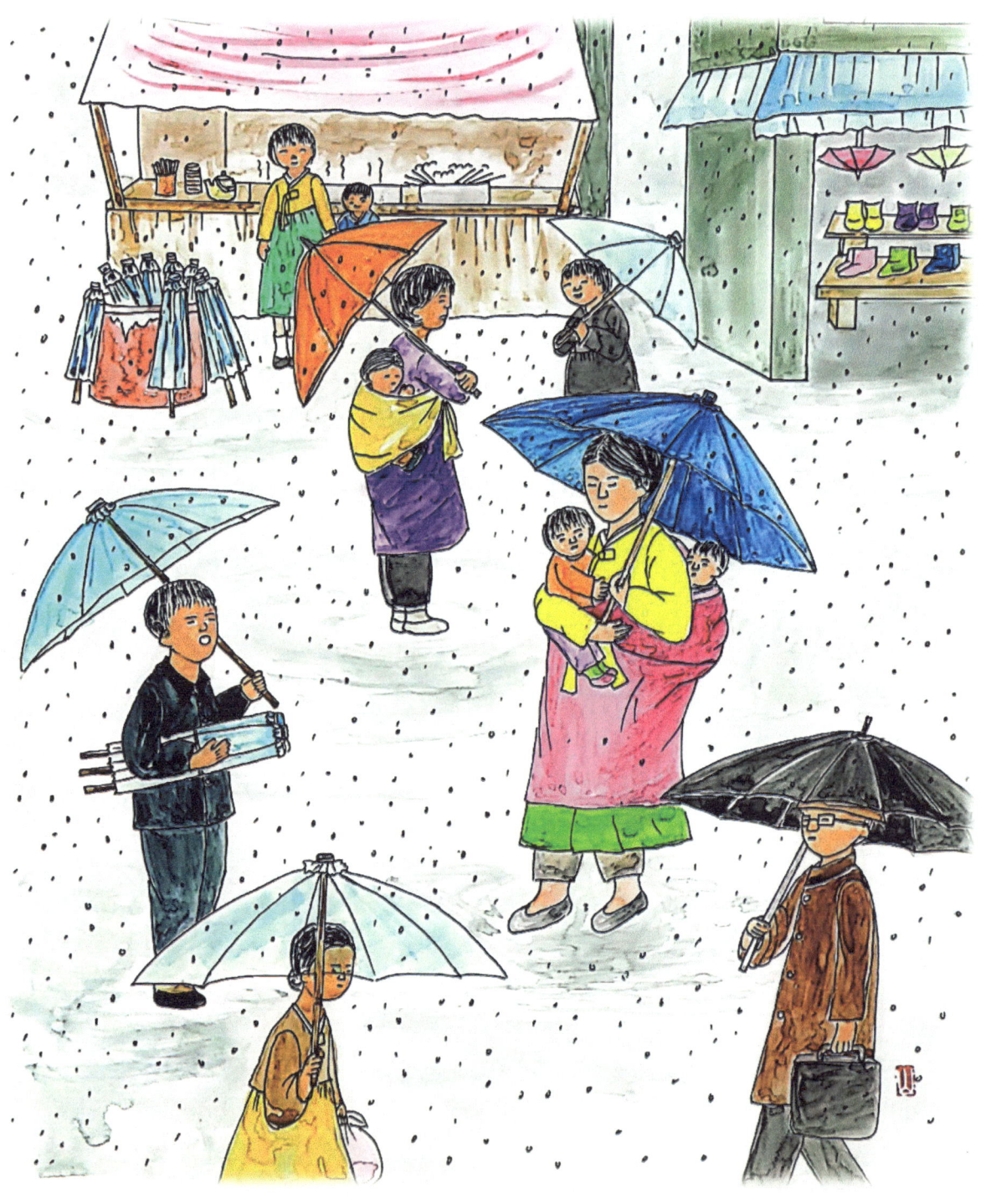

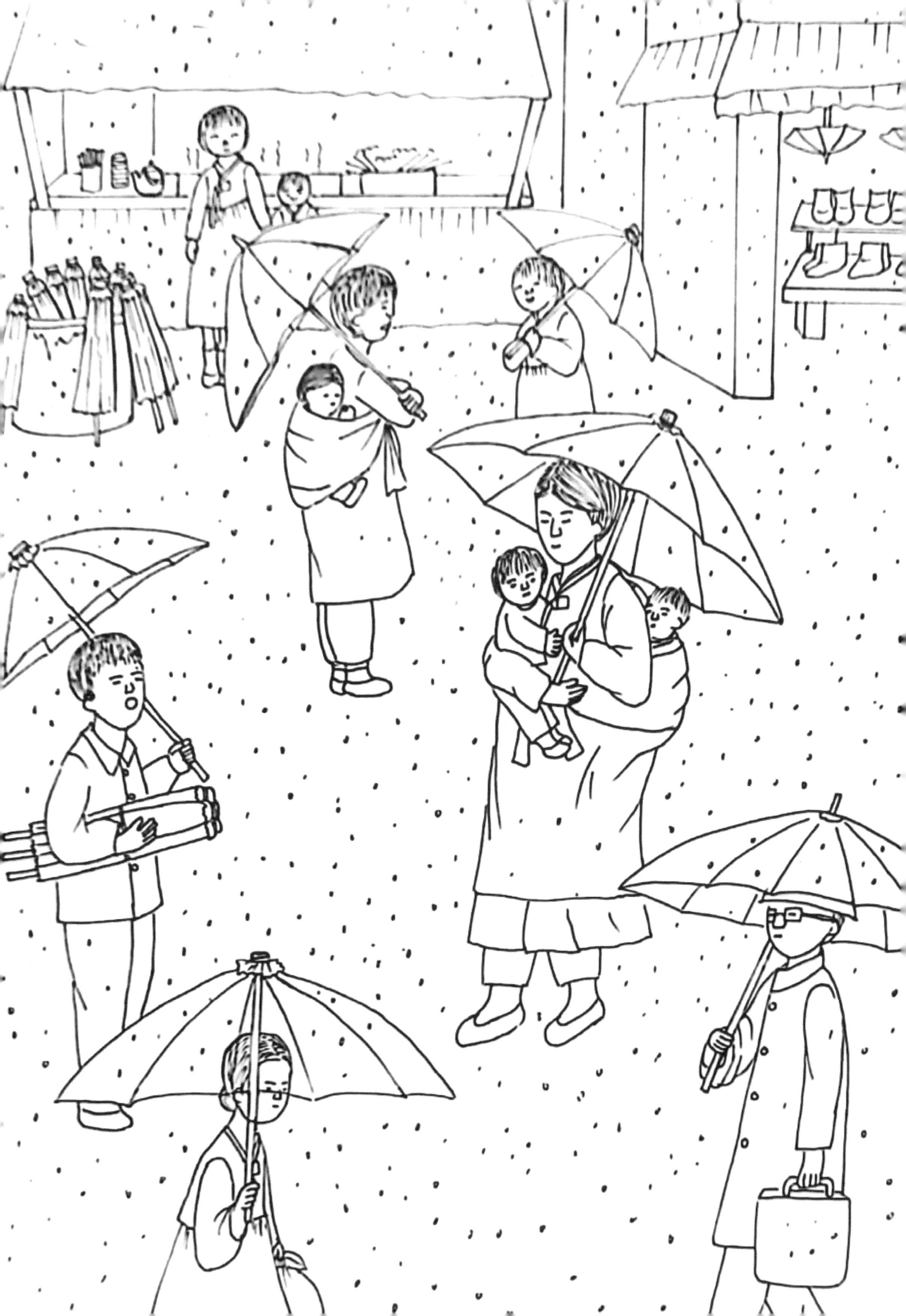

29. 마을의 수호신 장승

돌이나 나무로 만들어 세운 장승은 지역의 수호신으로서 경계표시나 이정표의 역할을 했습니다. 마을을 지키는 장승은 전국적으로 나타나며, 신앙의 대상으로 마을신으로 모셔져 해마다 제의를 지내는 '장승제'라는 행사로 그 의미를 기렸습니다.

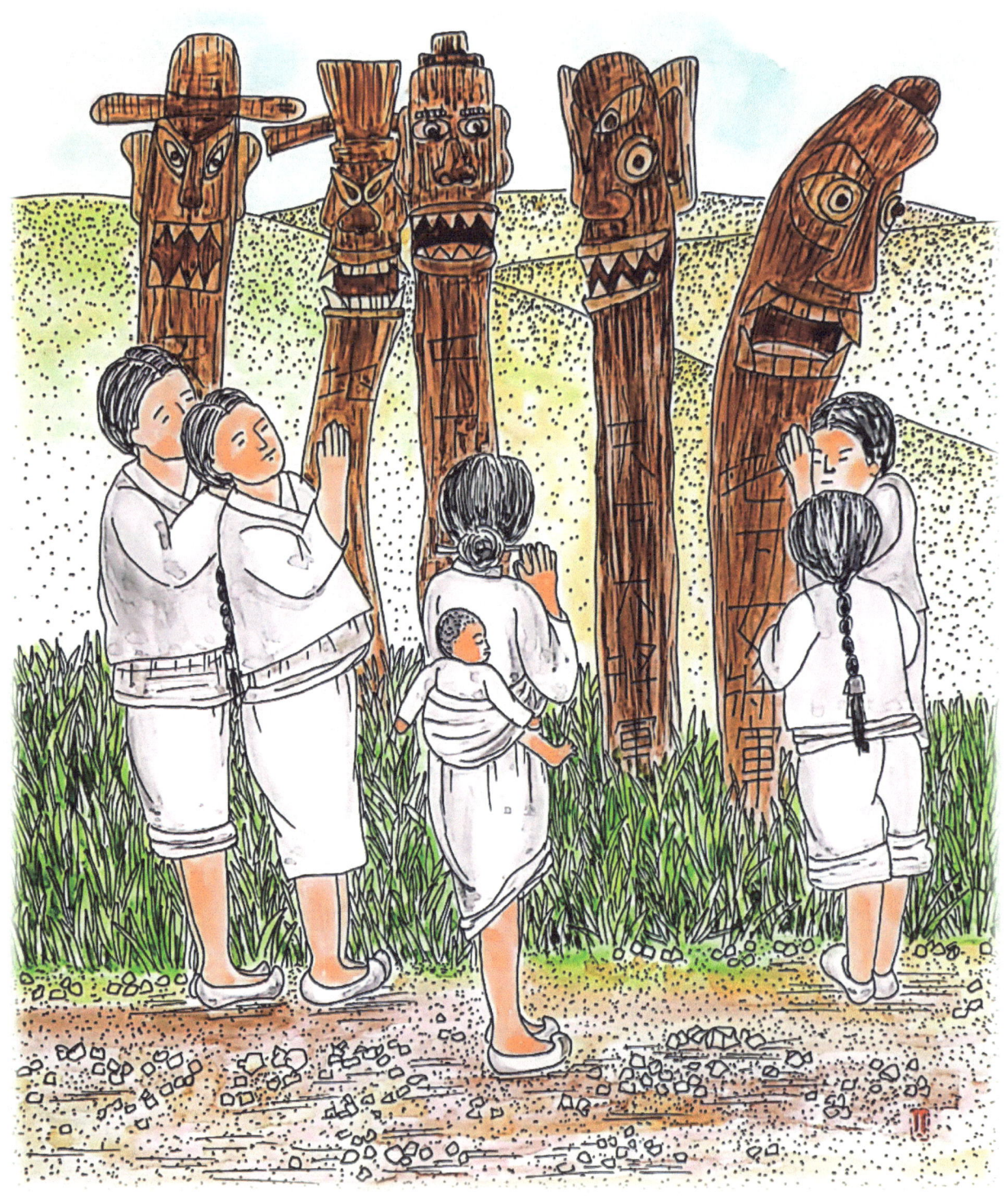

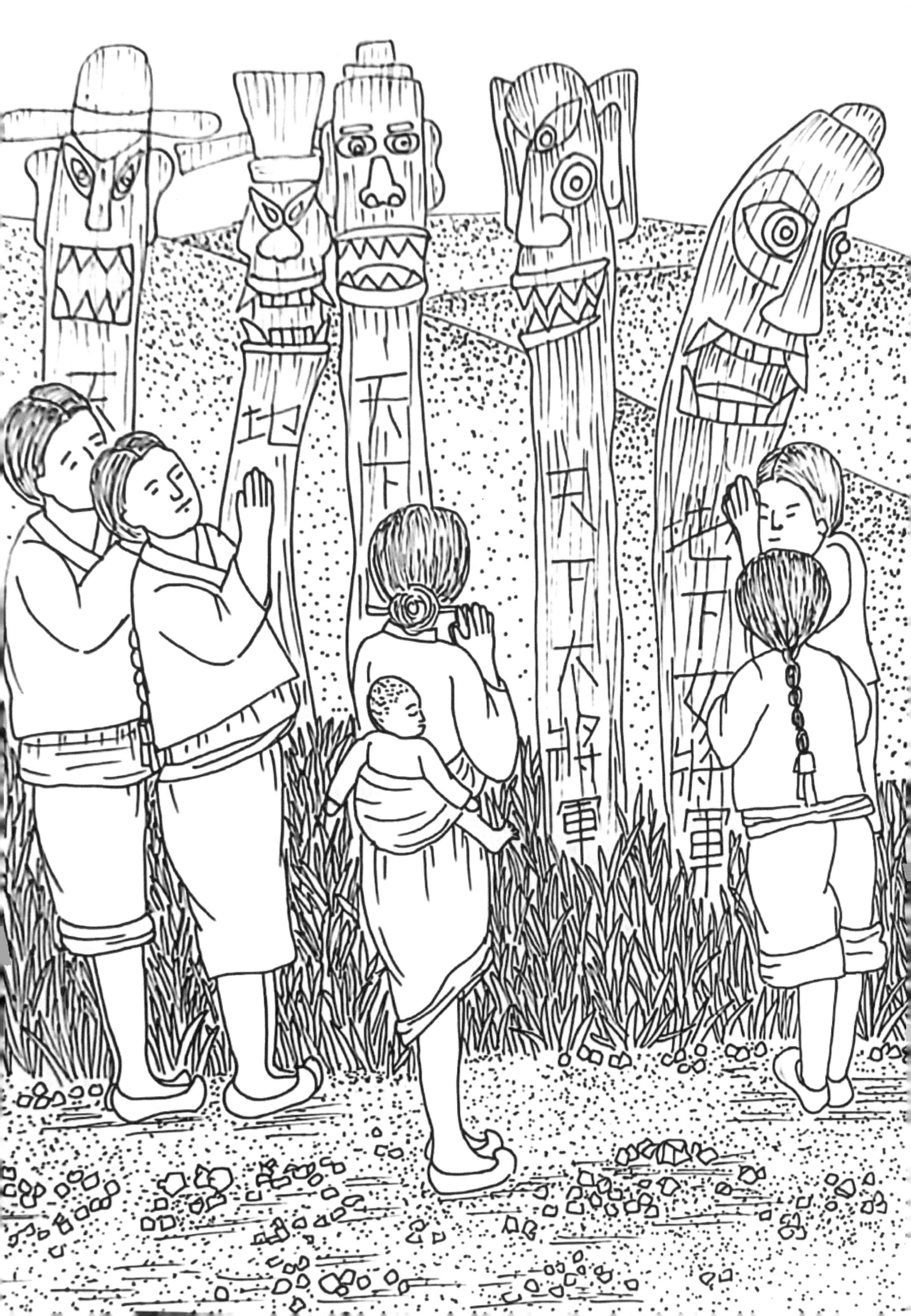

30. 어머니와 아이들

어머니가 있는 곳에는 언제나 아이들이 함께합니다. 마을에서 건너 마을로 이동할 때도 어머니는 아이를 업고 달래며 이동하는 모습을 통해, 가족 간의 깊은 유대감과 과거의 삶이 어떠했는지를 보여줍니다. 이 그림은 빛바랜 추억과 그리움의 기억을 아름답게 담아내고 있습니다.

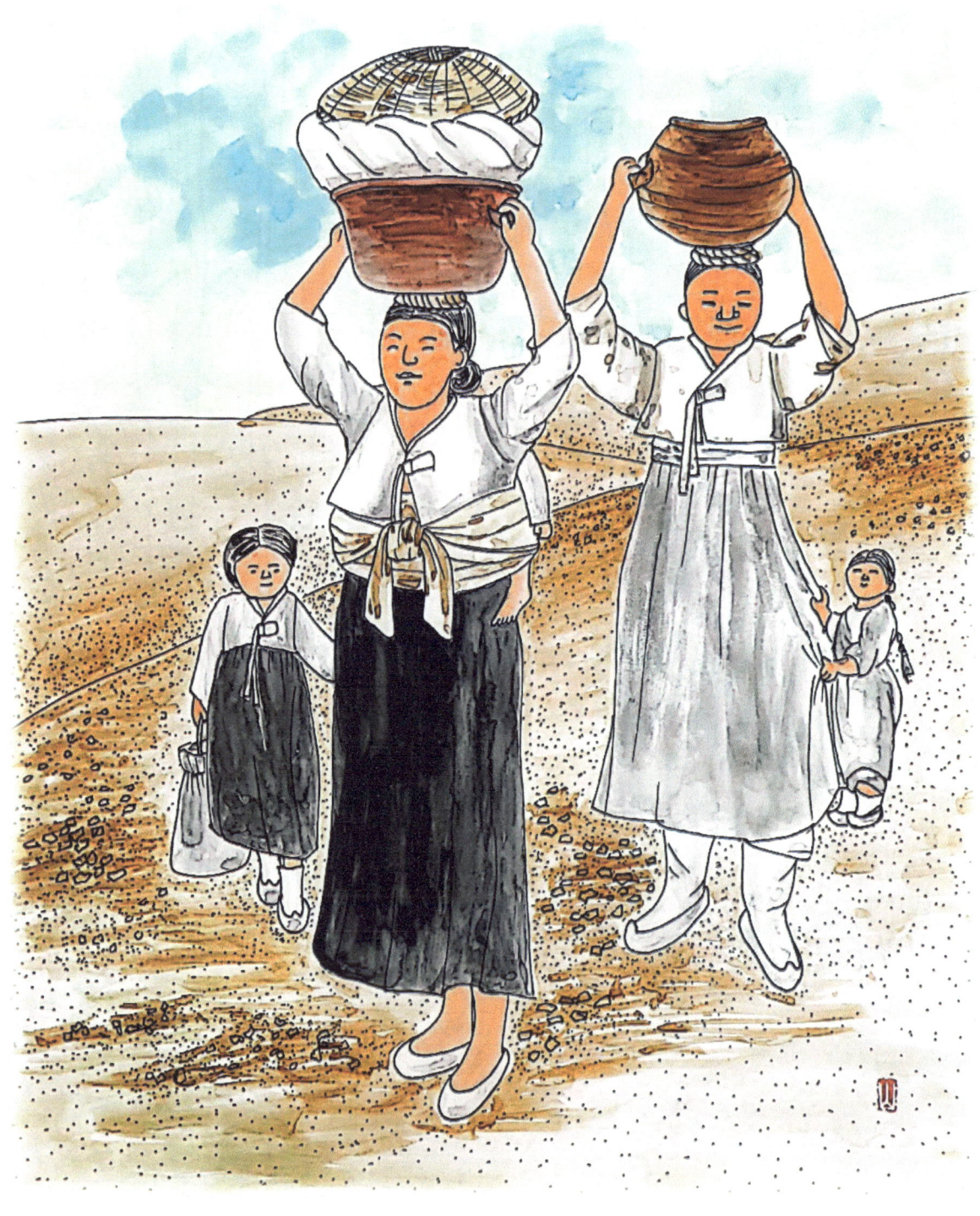

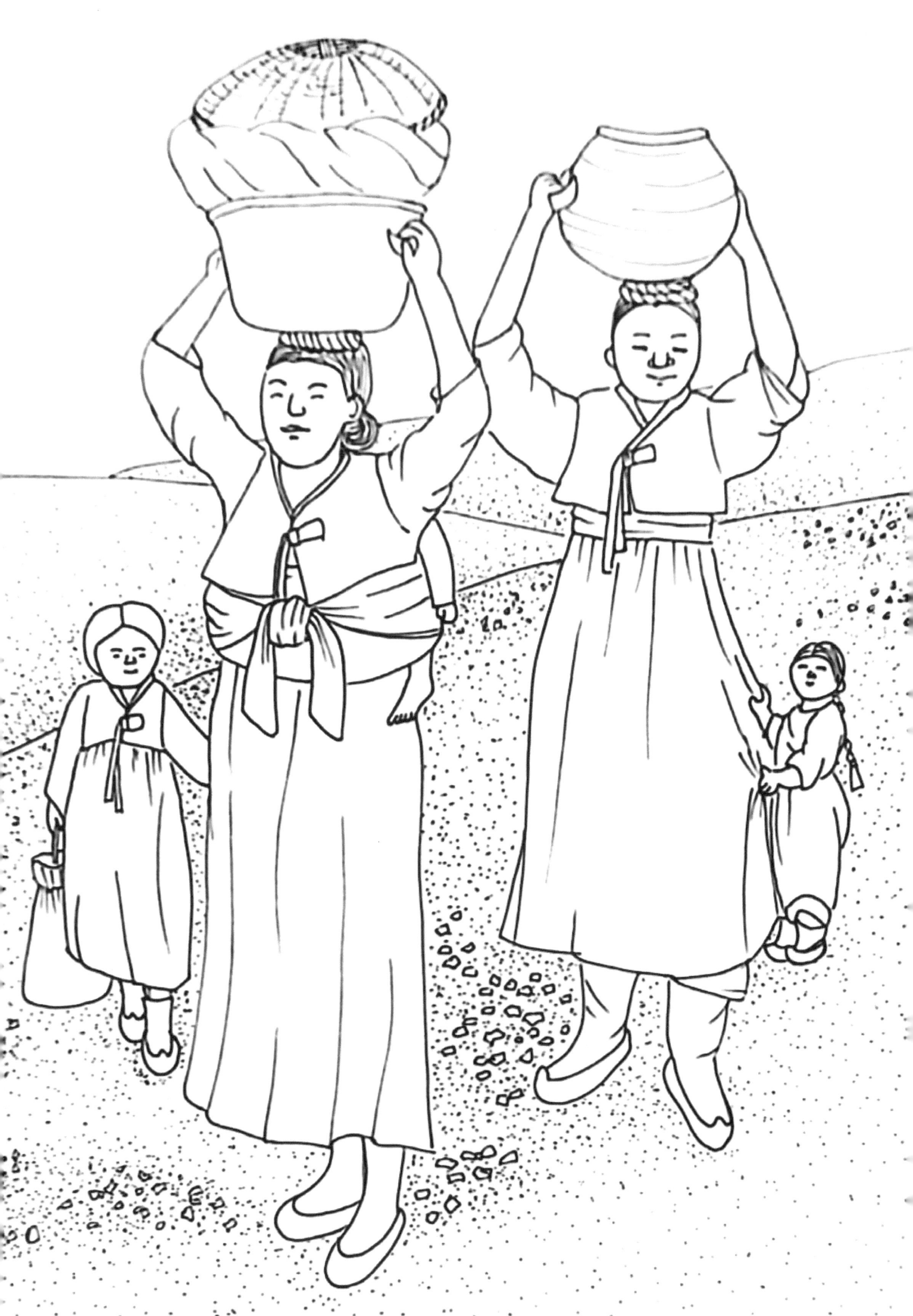

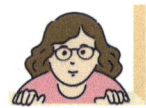 |지은이| **이경덕**

저자 이경덕은 동양화를 전공하고 미술 교육자로 활동해왔으며, 현재는 노인 인지프로그램 강사로서 활발히 활동 중입니다. 노인주간보호센터와 요양원에서 사회복지사로 근무하며 어르신들이 색칠과 다양한 만들기를 통해 즐거움을 찾는 모습에서 영감을 얻어 이 책을 제작했습니다.

인지프로그램 컬러링북

초판발행	2023년 12월 22일
지은이	이경덕
펴낸곳	도서출판 북엠
	주소: 서울 영등포구 경인로82길 3-4 센터플러스 b205호
	전화: 070-7008-4060 등록: 896-96-01039
펴낸이	김이백
ISBN	979-11-92584-04-1 (13650)
정가	20,000원

이 책은 저작권법에 의해 보호받고 있습니다.
무단 전재 및 복제를 금합니다.
오류가 있는 책은 교환해 드립니다.

북엠은 독자 여러분의 책에 대한 아이디어와 원고 투고를 기다리고 있습니다.
책 출간을 원하시는 분은 이메일 kiddy77@hanmail.net으로 간단한 개요와 취지, 연락처 등을 보내주세요.